2022年兰州大学研究生教材建设项目资助成果

甘肃省科技厅重点研发计划项目资助成果（23YFGA0009）

# 医学材料学 署

## Medical Materials Science

◎马 宇 著

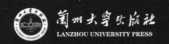

兰州大学出版社

LANZHOU UNIVERSITY PRESS

**图书在版编目（ＣＩＰ）数据**

医学材料学 / 马宇著. -- 兰州 ： 兰州大学出版社，
2024.1
ISBN 978-7-311-06139-5

Ⅰ．①医… Ⅱ．①马… Ⅲ．①生物材料 Ⅳ.
①R318.08

中国版本图书馆CIP数据核字(2021)第272382号

责任编辑　郝可伟　宋　婷
书名题签　马　宇
封面设计　琥珀视觉

书　　名　医学材料学
作　　者　马宇著
出版发行　兰州大学出版社　（地址：兰州市天水南路222号　730000）
电　　话　0931-8912613(总编办公室)　0931-8617156(营销中心)
网　　址　http://press.lzu.edu.cn
电子信箱　press@lzu.edu.cn
印　　刷　兰州银声印务有限公司
开　　本　710 mm×1020 mm　1/16
印　　张　15.5
字　　数　253千
版　　次　2024年1月第1版
印　　次　2024年1月第1次印刷
书　　号　ISBN 978-7-311-06139-5
定　　价　88.00元

# 前　言

自 20 世纪 50 年代以来，医学材料学吸引了医学、材料学、生命科学等多学科领域研究者的关注。进入 21 世纪后，新型医用高分子材料、医用纳米材料等领域的创新性研究成果不断涌现，极大地推动了临床治疗方法的革新。然而，目前临床所使用的许多高端医用材料都严重依赖进口，成为临床亟待解决的"卡脖子"问题。

习近平总书记指出："希望广大科学家和科技工作者肩负起历史责任，坚持面向世界科技前沿、面向经济主战场、面向国家重大需求、面向人民生命健康，不断向科学技术广度和深度进军。"培养具有多学科视野和创新意识的生力军是保障新型医学材料创新动力、推动我国医学材料事业发展的重要抓手。

本书面向普通高等院校医学和材料学专业的本科生、研究生以及对医学材料感兴趣的读者，聚焦于传统以及新型的医学材料，着重以材料学的研究视角和医学立场介绍医学材料。本书第一章至第三章介绍了材料学的相关基础知识，第四章至第七章着重介绍了目前临床常见的医用金属材料、医用陶瓷材料、医用高分子材料以及目前备受关注的医用纳米材料等四大类医用材料。在介绍每种材料的结构、性能的基础上，分析了其临床应用和注意事项，并结合最新的科学研究成果介绍该类材料目前的发展前沿以及未来可能的发展方向。

在本书撰写过程中，郭艳珠、孔莘子、韩骐泽、王宇睿、李瑞智、姜阿雪、肖胜杰、王玉婷、曹子蔚、杨丽丽、贾洪林、杨江川等给予了大力支持，在此谨致谢忱！由于作者水平有限，书中难免存在不足之处，敬请各位读者、专家和同仁批评指正。

马宇

2023 年 10 月

# 目　录

# 第一章 绪 论

## 第一节 》》》
## 医学材料学的发展简史

人类社会的发展史就是材料的进化史。在大约300万年前的旧石器时代，原始人收集石头并将其打磨成工具。一万年前到五千年前，人们对石器进行了更精细的加工，产生了一系列种类繁多、形式复杂、功能丰富的新型石器，人类进入了新石器时代。在新石器时代晚期，出现了由黏土制成的陶质产品。在寻找石器的过程中，人类认识了矿石，创造了冶金技术。公元前5000年，人类进入了青铜时代。公元前1200年，人类进入了铁器时代。随着冶炼技术的发展，钢铁工业成为18世纪工业革命的基础。在19世纪中叶，现代平炉和转炉炼钢技术的出现，使人类真正进入钢时代。与此同时，铝、镁、钛等其他金属也相继问世并得到应用，金属在材料工业中占据了主导地位。

如今，科学技术经过几次重大变革，新材料不断涌现。20世纪初，合成高分子材料得到发展，尼龙、聚乙烯、聚丙烯、聚四氟乙烯等塑料材料出现，维尼纶、合成橡胶、新型工程塑料、高分子合金、功能高分子材料等材料种类不断丰富。仅经过四五十年的发展，高分子材料就与金属材料并驾齐驱，年产量已超过钢材，也成为国防等尖端科技领域不可或缺的材料。此外，陶瓷材料得到进一步发展。事实上，陶瓷是最早利用自然界原料制成的材料，但到了20世纪50年代，合成化学原料和特殊制备技术的发展，使陶瓷材料有了质的飞跃，从传统陶瓷一步跨入了先进陶瓷的新发展时期。结构材料的发展，推动了功能材料的进步。20世纪初，人们开始研究半导体材料，之后，发展出单晶锗、重掺锑硅和化合物半导体等。在电子技术领域，从电子管发展到晶体管、集成电路、大规模和超大规模集成电路，从此，人类社会步入了信息时代。

自人类出现以来，人们一直在与各种疾病做斗争。除药物之外，材料也是人类对抗疾病的有效工具之一。用于治疗疾病的材料便是医学材料的雏形。回顾医学材料的历史，早在公元前3500年左右，古埃及人就用棉纤维和马毛缝合伤口；在南非和印度，人们用大型蚂蚁的口器将伤口边缘夹在一起；金属缝线最早出现在约公元130—200年的希腊文献中，佩加蒙的加伦描述了使用金丝进行结扎；1816年，宾夕法尼亚大学外科学教授Philip Physick使用银线缝线，大大减少了不良反应的发生；亚拉巴马州的Marion Sims让一位珠宝商制造银丝缝合线，并在1849年用这种缝线进行了多次成功的手术。另外，各种材料也被用于五官缺损的修复，在中国和古埃及的墓葬中发现了公元前2500年以前的义齿、义鼻、义耳；公元1世纪罗马人曾用棉絮、铅等材料填充较大的龋洞，以避免在拔牙过程中牙齿断裂，这可能是龋病治疗的原型；约659年，我国的苏恭在《唐本草》中记载了银膏；1578年左右，李时珍在《本草纲目》中详细介绍了银膏，与近代用于充填龋齿的银汞合金非常相似；1588年，人们使用黄金修复下颌骨；1775年，就有使用金属固定体内骨折的记录；1800年，有大量报告称使用金属钢板固定骨折。从19世纪中叶开始，牙科医生使用硫化硬橡胶、赛璐珞等材料通过模型翻制制作出义齿基托模型。1937年，热固化的聚甲基丙烯酸甲酯树脂材料出现，可用于牙体缺损修复，是高分子材料在口腔医学领域应用的开始。莱昂纳多·达芬奇在1508年提出了隐形眼镜的概念；1632年，雷内·笛卡尔提出了角膜接触镜的想法；约翰·F.W.赫希尔爵士在1827年提出玻璃镜片可以保护眼睛的观点；阿道夫·加斯顿·尤金·菲克是一名专业验光师，他的发明之一是一种玻璃隐形眼镜，这可能是医学材料史上第一种隐形眼镜。从1936年到1948年，塑料隐形眼镜不断发展，其成分主要是聚甲基丙烯酸甲酯。此外，20世纪初开发的高分子新材料也促进了人工器官的系统研究，由此，人们尝试将人工器官应用于临床，从人体的运动系统、消化系统、呼吸系统到循环系统，甚至是内分泌系统，大多都有了可替代的人工器官。

　　医学材料的引入，使数百万人的生活质量得到改善、生命得到拯救。但这些材料除应满足一般的物理性能、化学性能要求外，还必须具有足够好的生物相容性。依据医学材料的发展历史及材料本身的特点，可以将已有的医学材料分为三代，这三代材料代表了生物医用材料发展的不同水平。20世纪初所使用的医用材料可归于第一代生物医用材料，代表材料有石膏、各种金属、橡胶以及棉花等物品，这一代的材料大都被现代医学所发展、取代或淘汰。自20世纪40年代末到50年代初，第二代生物医用材料的发展建立在材料科学、生理学、生物化学、解剖学以及物理学等多学科发展的基础之上，材料学家也多与临床医生、生理学家合作，解决材料应用中的诸多问题，着手改善材料的理化性质，并努力改善材料的生物学性能，使其在生理环境下保持长期的稳定性和功能性，代表材料有羟基磷灰石、磷酸三钙、聚羟基乙酸、聚甲基丙烯酸羟乙基酯、胶原、多肽、纤维蛋白等。现如今，第三代生物医用材料诞生，这是一类具有促进人体自修复和再生作用的生物医学复合材料，一般是由具有生理活性的组元及控制载体的非活性组元所构成，可以对生物体内各种物质，如细胞组织、生长因子、生长抑素及生长基质等产生作用，甚至使材料可以特异性地进行靶向治疗，从而使病变组织清除或被健康组织所替代，产生比较理想的修复再生效果，代表材料有骨形态发生蛋白（BMP）材料等。

　　随着对医学材料认识的不断深化，医学材料也有了更新的分类。按照临床用途可分为骨、关节、肌腱等骨骼-肌肉系统修复材料，皮肤、乳房、食道、呼吸道、膀胱等软组织材料，人工心瓣膜、血管、心血管内插管等心血管系统材料，血液净化膜和分离膜、气体选择性透过膜等医用膜材料，组织黏合剂和缝线材料，药物释放载体材料，临床诊断及生物传感器材料，齿科材料等；按材料在生理环境中的生物化学反应水平，可分为惰性生物医用材料、活性生物医用材料、可降解和吸收的生物医用材料；按材料的组成和性质可以分为生物医用金属材料、生物医用无机非金属材料（或称为生物陶瓷）、生物医用高分子材料、生物医用复合材料和生物医用衍生材料等。

现代医学材料学的发展开创了医学材料历史上的高速发展时代，目前比较新兴的方向有蛋白质吸附材料、生物特异性材料、非污染材料、愈合和异物反应材料、控制释放材料、组织工程材料、免疫工程材料、再生材料、纳米材料等。可以看到，医学材料学的前进和发展已经不再束缚于医学或者材料学发展的框架，它的灵感将来源于物理、化学、生物、材料、信息、人工智能，甚至人文等更为广阔的学科背景。通过多学科的不断交叉和深度融合，将会有更多的先进医学材料涌现。在此过程中，来自各行各业的科研工作者的深度合作则显得尤为重要。

## 第二节 》》》
## 医学材料学的重要性

材料科学是以物理、化学、信息科学、数学和生物学等基础科学为基础，以研究材料的组成和结构、合成与加工及其相互关系为特征的多学科背景的综合性学科。在医学领域，材料科学的应用显得至关重要，新材料的产生不断掀起技术和观念上的变革，推动着医学科学的进步和发展。微创介入技术的诞生，使得医疗服务追求"及时、微创、无痛、舒适"的理念得以实现，专用设备和材料的配合使医生在手术中打开的切口更小，有效减少出血和创伤，降低患者术后并发症发生的风险，进而缩短愈合周期，特别是在心脑血管疾病治疗方面应用效果显著。在医学领域应用最广泛、用量最大的是医用高分子材料及其复合材料，作为现代医学材料学的主要组成部分，原料来源广、分子结构设计可改变、生物活性高、材料性能多样等特点使该类材料的研究成为目前发展最快的领域。它的应用涉及治疗的方方面面，主要有以下三类用途：

一是用于制备人工器官，如人工肾脏、人工心脏瓣膜、人工皮肤等。

二是用于制作医疗器械，如手术缝合线、检查器械、导管、植入器械等。

三是用于药物添加剂，如靶向材料、药物控释载体等。

近些年来，纳米材料的应用在医学领域引起广泛关注。利用纳米材料粒径小，易修饰等特性构筑的纳米腔体、运输载体等使纳米材料在肿瘤的诊断和治疗中大放异彩。自驱动纳米机器人的开发将进一步推动了智能医疗的发展。智能医学材料更加令人期待，它的作用和功能可以随着服役环境的变化而有意识地调整、修改和修复，进一步模拟活体组织的功能，甚至有可能使制备的人工装置的一些性能优于天然器官。

材料在医学领域的重要作用并不局限于应用，它还在不同程度上促进现代医学理念、技术、治疗方法、医疗器械等方面的发展。作为医务工作者和医学材料研究人员，我们不仅要了解医学材料学的重要性，掌握常见医学材料的结构、性能和用途，更为关键的是，我们要从使用材料，逐渐转变到根据临床需求设计和制造新型的医学材料，更好地服务于疾病的治疗，切实地减轻患者痛苦，不断促进医学科学的进步。

## 第三节 »»»
## 医学材料学的研究内容和研究方法

　　医学材料学是医学与材料科学的交叉学科，就学科的研究内容而言，涉及化学、物理学、材料学、生物化学、生理学、解剖学、病理学、基础医学与临床医学、药理学、药剂学等多门学科的知识。医学材料在医学上的应用为医学、药学、生物学等多学科的协同发展提供了新的方向，反过来这些学科的进步也对医学材料学学科的发展发挥了重要的支撑作用。所以说，医学材料学是多学科共同协作、互相借鉴、互相渗透而形成的一门新兴学科，突破了单一学科的狭窄范围。作为医学的一个重要分支，这门学科必将对提高疾病治愈率，孵化临床新技术、新方法起到重要的推动作用。

　　医学材料几乎渗透到医学的各个领域，小到纱布敷料，大到各种检查仪器，作为未来的科研人员和医务工作者，学习医学材料学的相关理论、了解其研究与应用的发展动态、熟悉材料的基本分析与检测技术，将有助于理解和解决临床中遇到的一些问题。本书第二、三章主要介绍了有关医学材料的基础知识，包括基本分类、组织结构、性能特点等，目的是为后面学习和理解各种医用材料的结构及应用等提供基础，第四至七章分别详细介绍了几类重要的医学材料。

## 第四节 》》》
## 学习方法和学习要求

本书通过介绍各种医用材料的基本物理、化学、生物学性质，性能特点以及临床应用，试图将医学材料的基础性能与临床实际应用衔接起来，为以后临床中的材料使用提供理论依据，并讨论每种医学材料的不足与未来的发展方向。因此，读者们需要掌握各种材料的种类、性能特点以及临床用途，还要了解影响材料性能的因素。在学习这门学科的过程中，应当从各种医学材料的化学组成及结构入手，结合其物理、化学、生物性能特点，去理解材料在人体的各种应用，探究材料性能和应用之间的关系。总之，读者们在学习每一种医学材料时，必须把握"材料"的核心，抓住"结构→性能→应用"的研究主线。只有这样，才能更好地理解每一种医学材料。

# 第二章　医学材料学基础知识

## 第一节 》》》
## 医学材料的基本分类

### 一、按材料的组成和性质分类

#### （一）医用金属材料

医用金属材料是一类生物惰性材料，主要包括纯金属和合金。医用金属材料具有良好的机械强度和抗疲劳性能，是临床上应用最为广泛的承力植入材料，主要用于硬组织的修复和替换。在心血管和软组织的修复以及人工器官制造中，主要作为结构元件和外科辅助器材等。

目前已经应用于临床的纯金属主要有纯金属钛、钽、锆等，合金主要有医用不锈钢、镁合金、钴基合金、钛基合金和形状记忆合金等。其中，在临床应用中最为常见的是不锈钢、钛基合金和钴基合金三大类，它们的强度高，韧性好，而且稳定性高。当广泛应用医用金属材料时，对它的首要要求就是长期的稳定性和生物安全性。

虽然钴基合金的抗腐蚀性比医用不锈钢的抗腐蚀性更强，但是医用不锈钢的价格低廉，而且易加工，可以制作成各种人工假体及多种形体，如三棱钉、螺钉、板、钉等器件，另外还常作为制作手术器械和医疗仪器的原材料，所以现阶段应用最广泛的医用金属材料仍是不锈钢。

钛合金是一类用于生物医学工程的功能结构材料，常用于外科植入物和矫形器械产品的生产和制造。钛的密度与人骨的密度近似，质轻、无毒。纯钛生物相容性非常好，强度为390～490 MPa。与钴基合金和医用不锈钢相比，钛具有更高的抗疲劳性和耐腐蚀性能，而且钛的表面活性也好，组织反应轻微，容易与氧发生反应产生致密氧化膜，钛的氧化层也比较稳定，其作用是不能被药物替代的。因此，钛与钛合金具备了生物医用材料的各种条件，是一种较为理想的、适于植入体内的、具有广阔应用前景的植入材料。临床上广泛采用钛与钛合金制造人工关节部件、接骨板和螺钉等，还用于制成人造椎体（如脊柱矫正器）、人工心脏（如心脏瓣膜）、牙种植体、心脏起搏器外壳等。

目前，医用金属材料在临床上已经取得了广泛的应用，同时也具备更深入的研究价值。生物医用金属材料在过去的几十年中虽然已得到较快的发展，但广泛应用在临床上的仍然是有限的几种，因此，加大对新型医用金属材料的研究并推动其发展，将成为未来在医学金属材料领域最重要的任务。

（二）医用无机非金属材料

医用无机非金属材料通常是指一类以无机物为主体的陶瓷、玻璃、石墨等材料，以某些元素的氧化物、碳化物、硼化物、氮化物和含氧酸盐（硅酸盐、磷酸盐等）为主要组成成分，这类材料硬度大、耐磨、耐高温、低导热、耐腐蚀，但缺少延展性、脆性大、容易破裂，而且加工制作工艺复杂。

医用无机非金属材料主要是指生物陶瓷，主要包括四大类：惰性生物陶瓷（如氧化铝、氧化锆生物陶瓷等）、表面活性生物陶瓷（如羟基磷灰石、生物活性玻璃陶瓷等）、可吸收性生物陶瓷（如磷酸三钙生物陶瓷、硫酸钙生物陶瓷等）以及复合生物陶瓷。其中，氧化锆生物陶瓷具有很强的抗压性和断裂韧性以及良好的生物相容性，所以在骨科和牙科修复中应用广泛，如人工髋关节、氧化锆全瓷牙冠等。

生物玻璃是经过特别设计的化学组成具有生物活性的含氧化硅化合物，其主要成分为 $SiO_2$、$P_2O_5$、$CaO$ 和 $Na_2O$。一般把原料粉末按成分要求配比混合均匀，将粉末在高温炉内熔化，再将熔化好的玻璃浇注成型（板、条、块等形状），然后在适当温度进行退火处理，消除应力后即可得到玻璃。如将某些玻璃在适当的高温进行晶化处理，玻璃中可析出大量微小晶体，这样的玻璃称为微晶玻璃、结晶化玻璃或玻璃陶瓷。

（三）医用有机高分子材料

医用有机高分子材料是一类用于诊断、治疗以及器官修复和再生的材料。使用这类材料的目的是延长患者生命、提高患者生存质量，大致可分为机体外使用与机体内使用两大类。机体外用的材料主要是用于制备医疗用品，如输液袋、输液管、注射器等，由于这些高分子材料成本低、使用方便，现已大量使用；机体内用的材料外科方面用于制备人工器官、医用黏接剂、整形和整容材料等。另一类值得关注的机体内用材料是高分子药物，所谓高分子药物，是指高分子材料本身没有药理作用、也不与药物发生化学反应，而是作为药物的载体，依靠两者之间的氢键结合形成，或通过聚合反应将低分子药物连接到聚合物主链上而得到的一类药物，它具有长效、稳定的特点。

按材料来源将医用有机高分子材料可分为天然高分子材料和人工合成高分子材料。常用的天然高分子材料主要有胶原、透明质酸、丝素蛋白、壳聚糖等。胶原是研究最多、应用最广泛的材料。丝素蛋白、壳聚糖对细胞的黏附性以及拉伸强度比透明质酸的更好，且均具有抗菌效果、降解速度可控的优点。明胶来自胶原，但免疫原性更低，生物相容性更好。

按材料性质可分为生物不可降解型和生物可降解型两类。生物不可降解型高分子材料的化学性能十分稳定，在体内耐腐蚀、不会发生降解，具有良好的生物相容性。临床上应用广泛，主要用于人体软、硬组织整形美容（如隆鼻术、唇腭裂修复术等）充填体、人工器官、人造血管、接触眼镜、黏接剂和一些管腔制品等的制造，主要包括硅橡胶、聚乙烯、聚丙烯、聚丙烯酸酯、芳香聚酯、聚硅氧烷、聚甲醛等。

可降解型高分子材料是在体内一定时间后，经过水解、酶解或氧化反应等过程，逐渐降解成低相对分子质量化合物或单体，这些降解产物可以被机体排出体外，或被机体吸收，然后参与体内正常新陈代谢而逐渐消失的材料。这类高分子材料有良好的生物相容性，不在体内蓄积，几乎没有毒性，也不需要进行二次手术，目前临床主要用于药物控制释放、非永久性植入装置（如可吸收骨折内固定装置）、皮肤缺损和器官修复、外科手术缝线、引导骨组织再生屏障膜及组织工程等方面。常见的生物可降解高分子材料主要有甲壳素及其衍生物、胶原、聚乳酸、聚乙醇酸等。

（四）医用复合材料

单一组分的材料往往不能满足临床上的各种需求，比如金属材料强度大、韧性好，但不能降解吸收；陶瓷材料强度较高，但韧性差、脆性大；而高分子材料往往强度较低，并且与组织的结合不牢固。所以将不同特性的材料复合起来，可以大大弥补单一材料的性能缺陷。

医用复合材料是指由两种或两种以上不同特性的材料，通过一系列工艺技术复合而成的新型医用材料，主要用于修复或替换人体病变组织、器官或增进其功能，也可用于人工器官的制造。根据基体材料的不同，大致可将其分为金属基医用复合材料、陶瓷基医用复合材料和高分子基医用复合材料三大类，它们相互搭配组合形成性质各异的新型生物医用复合材料，以下分别介绍三种基本的医用复合材料：

金属基医用复合材料，如医用不锈钢、钛合金、形状记忆合金等，与传统医用金属材料相比，这类金属基医用复合材料的机械强度更高、柔韧性更优良、耐疲劳性能也更好。比如钛基复合材料，由于其很高的强度、韧性以及良好的成型工艺，常常应用于人工骨、人工关节、种植牙材料等。目前临床需求的新型金属基医用复合材料的性能是既不易腐蚀又有良好的生物相容性以及与组织良好的结合能力，而对钛进行表面改性获得钛基涂层复合材料是制备具有此类性能材料的有效途径之一。这种材料既具有足够的强度和韧性，又具有很好的生物相容性。

陶瓷基医用复合材料是一种以陶瓷和玻璃作为基体材料的医用复合材料，它是通过在陶瓷中引入一些增强材料，如晶片、晶须、颗粒、纤维等，得到的一类复合材料。将陶瓷与其他材料进行复合后，可以制备出一系列既具有各组分本身性能又增加了新性能的陶瓷基医用复合材料。目前研究人员已经制备了含有氧化锆的纳米羟基磷灰石复合材料，其强度和韧性等性能可达到甚至超过人体骨骼的相应指标。陶瓷基医用复合材料的研究已经成为现代医学材料学领域中一个不可或缺的重要组成部分。

高分子材料一般具有良好的生物相容性，但是利用单一的高分子材料作为主体支撑材料的力学性能不足往往是制约其更多应用的瓶颈，所以以高分子材料作为基体相，以金属、陶瓷等材料作为增强相的高分子基医用复合材料已成为当今世界医学材料发展的新热点。例如，研究人员将聚消旋乳酸（PDL-LA）与羟基磷灰石（HA）和脱钙骨基质（DBM）进行复合制备出了一种新型的人工骨 PDL-LA/HA/DBM 材料，并将其植入兔的桡骨大段，研究发现，该种复合材料降解早期能保持良好的空间结构和力学性能，并具有良好的骨传导作用，能有效修复骨缺损。再比如聚甲基丙烯酸甲酯（PMMA）最早使用是作为一种常用的牙科黏合剂出现在不可降解型医用高分子材料行列中，由于这种黏合剂的硬度与黏结力均不够高，不久后就出现了以多官能团甲基丙烯酸酯为基料，无机粉末为填料的复合黏合剂，性能大大提高，至今仍广泛应用于牙科修复中。随着技术的不断进步，改性聚甲基丙烯酸类高分子材料开始应用于肝脏、肾脏、关节、骨连接、角膜、玻璃体等人工脏器的修复和替换中。碳纤维增强高分子复合材料作为一种新型的医学材料，也受到了科研人员的广泛关注，尤其在内固定方面，它具有更高的机械强度、弹性模量和抗疲劳性能，不仅可用作一般的非承载骨骼，也可用作骨折内固定板或钉。碳纤维增强高分子复合材料在治疗负载骨骼（如长骨、大皮质骨）骨折方面具有不可替代的作用，它也是目前的研究热点之一。

（五）医用生物衍生材料

医用材料和植入器械的组成和结构越是接近人体组织，就越能为人体所接受，最理想的生物材料就是人体自身的组织。医用生物衍生材料就是由天然生物组织衍生而来的，也称为生物再生材料，这些生物组织经过一些特殊处理，主要成分是活性生物组织。

生物组织可以取自同种或异种动物的组织，特殊处理方式主要有：

（1）轻微处理：维持组织原有构型并进行固定、灭菌和消除抗原性；

（2）强烈处理：拆散原有构型、重建新的物理形态。

例如，戊二醛交联的海藻酸基衍生物多用于药物、活性因子或细胞的缓释等，由于海藻酸基材料在体内存留时间较长，故用于组织工程或人工器官、药物缓释等方面时，可提供较为长效的支架或载体。还有经过戊二醛处理固定的猪心瓣膜、牛心包等，这类材料已在临床应用于心脏瓣膜置换、心室缺损修复等手术，并得到了良好的预后效果，但是质量和品种有待进一步提高和扩大，其核心问题是消除动物组织及其衍生物的免疫原性。

在临床中，医用衍生生物材料主要用于生物人工心瓣膜、异体及异种组织修复片（血管修复体、骨修复体、巩膜修复体、鼻修复体等）、纤维蛋白制品、血浆增强剂和血液透析膜等等。如何实现临床中精准控制和合理应用衍生物是近些年在再生医学领域的研究热点。

**二、按材料在生理环境中的生物化学反应水平分类**

**（一）惰性医用材料**

1.与组织的反应机制

惰性医用材料在生物环境中能够保持稳定，在体内能耐氧化、耐腐蚀、不降解、不变性、不参与体内代谢过程，不发生化学反应或仅发生微弱化学反应。实际上，完全惰性的医用材料是没有的，惰性医用材料植入体内后，在身体内基本上不发生化学反应和降解反应，它所引起的组织反应，是围绕植入体的表面形成一薄层包被性纤维结缔组织膜，形成纤维骨性结合界面，从而形成一种机械嵌合或形态结合。

2.临床应用及研究现状

惰性医用材料主要包括：氧化物陶瓷、医用碳素材料、医用金属材料等。该类材料由于具有生物惰性，植入体内后无论是形体或结构一般不会发生改变，力学性能稳定，因此该类材料是目前人体承重材料中应用最广泛的材料。

随着医学和材料科学的发展，一些金属材料、无机非金属材料和有机材料如不锈钢、钛合金、贵金属、氧化铝陶瓷、聚四氟乙烯等被用作人工移植材料，对延长寿命和提高生命质量起到了一定的作用。但从医学应用的角度来看，这些材料均属惰性医用材料，即与人体组织没有活性结合，因此在临床应用上存在不少问题和缺陷，如金属材料长期使用，容易被腐蚀并溶出有一定毒性的金属离子；氧化铝陶瓷虽无毒性，但它不能与机体产生化学结合，并且弹性模量过高，与自然骨不匹配，易造成应力局部集中而导致手术失败。

（二）活性医用材料

1. 组织的反应机制

活性医用材料是一类能够诱导材料界面上特殊生物学反应的材料，在体内有一定的溶解度，能释放对机体无害的离子，能参与体内代谢，对组织形成有刺激或诱导作用，能促进缺损组织的修复，在组织和材料之间形成牢固的化学键合。用于骨修复的活性医用材料在人体内的活性在于其表面形成了一层新的磷灰石层，通过这层磷灰石层与骨组织形成牢固的结合。

2. 临床应用及研究现状

这类材料强度高，能满足人体硬组织功能所需的力学性能要求，材料的稳定性较好，长期在体内基本保持其原有的性质，还具有良好的生物相容性和生物活性。常见的主要有羟基磷灰石生物活性陶瓷、生物活性玻璃、生物活性微晶玻璃等。这类材料主要应用于骨组织工程支架、牙槽骨重建等领域。

由于惰性医用材料只是以机械嵌合的方式进行组织的替换和修复，而不能与活体组织有效键合，所以活性医用材料的研究和应用更为重要。比如生物活性玻璃是迄今为止唯一既能与骨组织有效键合，又能与软组织相连接的人工生物材料，在骨组织修复领域应用广泛。

（三）可降解和可吸收医用材料

1. 可降解和可吸收医用材料的降解机制

可降解医用材料植入人体后，首先要接触组织液和体液，在与组织液、体液相互作用的过程中，会受到物理、化学、生物等多方面的影响。其中，物理因素是指机械力作用，化学因素指的是水解、氧化、酸碱化等作用，生物因素是指酶和微生物的作用。水解是可降解材料的最主要的降解机制，水解过程受到酸、碱、酶或降解产物自身的催化。

可降解材料通过与其接触的体液、有机大分子、酶、自由基、细胞等多种因素相互作用，经水解、酶解、氧化等一系列反应，逐渐降解成低相对分子质量化合物或单体，再经过吸收、消化以及代谢反应后，降解产物被排出体外或参加体内正常新陈代谢被人体吸收的方式完成生物降解过程。例如，体液进入可降解材料内部或可降解材料的某种组分溶解于体液中，材料就会因体积增加而发生膨胀，同时渗出自身物质，这一过程破坏了材料本身的氢键和范德华键，均会使材料产生裂缝或空隙，最终材料在生物学环境下逐步发生化学降解。

2.生物降解反应

可降解材料植入人体后，在降解过程中其降解产物有时会对机体组织细胞产生不同程度的物理和化学性的刺激作用，从而导致生物体发生一系列的生物反应，这些反应包括：局部炎症反应、结缔组织增生、组织钙化、免疫反应等，机体的内环境也会对植入的材料产生排异反应，有时甚至会直接或间接影响材料的降解。

3.临床应用及研究现状

可降解材料目前已在药物控释载体、手术缝线、骨折内固定装置、器官修复材料、人工皮肤及组织工程等方面得到广泛应用，并将继续在医学领域中展现更加广阔的应用前景。常见的医用可降解材料有聚磷酸酯、胶原、甲壳素、壳聚糖、聚乳酸、聚酯类等。

可降解的高分子材料，由于能在体内逐步降解而最终消失，成为现在的发展热点与趋势，包括脂肪族聚酯（聚乳酸、聚羟基乙酸、聚乙丙交酯、聚 $\varepsilon$-己内酯等）、聚氨基酸（聚 $\alpha$-谷氨酸、聚赖氨酸、聚 $\alpha$-天门冬氨酸等）、聚碳酸酯、聚酸酐、聚原酸酯等。这类材料主要应用于手术缝合线、骨折固定、体内临时支撑作用的器件、组织和器官的组织工程修复、药物缓释与控释的载体材料等。

表2-1　三类医用材料的优点及应用

| 分类 | 惰性医用材料 | 活性医用材料 | 可降解材料 |
|------|-------------|-------------|-----------|
| 优点 | 1.十分稳定<br>2.机械性能较高<br>3.耐磨损性能较好 | 1.强度高<br>2.稳定性较好<br>3.组织相容性好<br>4.骨引导、骨诱导作用 | 1.可吸收性、可降解性<br>2.良好的组织相容性<br>3.骨传导性 |
| 临床应用 | 承重材料、植入材料等 | 骨组织替换与缺损修复、癌症的治疗等 | 药物控释载体、手术缝线、骨折内固定装置、器官修复材料、人工皮肤及组织工程等 |

### 三、按材料用途分类

#### （一）硬组织材料

医用硬组织材料是指用以修复和替代机体内发生病变或者受到损伤的硬组织，恢复或者部分恢复原有的组织形态以及功能的生物医用材料，临床上多用于骨科及口腔科，包括骨修复、牙体组织缺损的充填修复、诱导新骨组织生长所用的材料。

骨修复材料是一类生物相容性好、机械强度高、对人体无毒副作用、可生物降解吸收、可诱导成骨细胞和血管再生长的合成材料，主要包括羟基磷灰石、氧化铝、聚乳酸、纳米骨浆等硬组织材料。

牙体修复材料主要是指在牙体缺损、牙列缺损、牙列缺失的治疗中用来制作人造牙、基托、固位体、连接杆、牙冠、桥体及嵌体等修复体的材料。义齿材料不仅要满足高机械强度、高耐磨耗性、接近骨组织的弹性模量、良好的耐腐蚀性、良好的韧性等力学条件，也需要满足生物安全性条件，还要满足非磁性、加工性能好、舒适度高等条件，以保证患者咬合、咀嚼、发音、美观等各方面不受影响。牙体修复材料主要包括钴铬合金、钛合金、银汞合金等金属义齿材料，氧化铝、氧化锆等全瓷牙材料，长石、石英、白陶土、硼砂等烤瓷粉等。

#### （二）软组织材料

软组织相容性材料多为高分子材料，分为非结合性软组织材料和结合性软组织材料两类，前者对周围组织无刺激和毒副作用，如隐形眼镜、各种填充的美容整形材料；后者与周围组织有一定的黏结性，无毒副作用，如人工皮肤、人工心脏、人造肺等。例如生活中常见的隐形眼镜，其镜片与眼球直接接触，因此必须要求使用人体生理适应性好的材料，另外还需要良好的透氧性、透光性等性能。目前市场上的隐形眼镜大多为树脂材料制成的，而再生丝素膜的透光性、透氧性都较好，所以一般认为用天然蛋白质的蚕丝做材料制成的隐形眼镜片，比用树脂制成的隐形眼镜片更适合人体，因此蚕丝是制造高端隐形眼镜非常理想的一种基材。

软组织缺损修复材料在临床中得到了广泛的应用，特别是在皮肤组织损伤修复材料的选择和技术应用方面已经非常成熟。比如颅颌面部软组织的缺损，它不仅使患者功能受限，而且严重影响患者的外表和心理健康，给患者的生活带来诸多的困扰。近年来，人们对美容修复方面的要求越来越高，因此如何在恢复缺损组织正常功能的情况下尽可能修复缺损组织的外形，对缺损组织进行功能重建并达到良好的美容修复效果，成为软组织修复的重点。

（三）心血管系统材料

心血管系统材料是指与血液直接接触的，用以修复或替换受损的器官，动静脉血管的自身或异种移植，或血管人工替代物的生物医用材料，这类材料必须符合一些基本要求，首先材料需要具有足够的机械强度，可以长期承受血压的搏动；其次为良好的血液相容性，一般是指生物材料与血液各成分（如血浆蛋白、血细胞、血管内皮细胞）之间相互作用时，不产生任何不良反应，不释放任何具有直接或间接毒性的产物，不发生任何变化；最后是生物相容性，它是指植入的心血管材料能够稳定地附着于宿主组织而不引起严重的炎症反应和纤维增生或其他不良反应，材料本身也始终保持其结构特性而不发生任何变化。这类材料主要用于制造人工血管、人工心瓣、心血管导管等。

（四）血液代用材料

血液代用材料是指各种能够替代血液成分，并具有携带氧扩容功能的溶液，主要包括红细胞代用品、血浆代用品和血小板代用品等，但一般都是指人造红细胞。

输血除了目前存在的一些隐患或缺陷外，还存在临床血源供应不足的问题，这些都促使人们不断去寻找红细胞的替代品，红细胞代用品必须具有运输氧气和二氧化碳的能力，免疫排斥性低，不需要交叉匹配和血型分型、半衰期长，无肾毒性且最终可被机体代谢清除等特点，同时又要易于贮存并能够大量制备。

红细胞代用品的主要材料是氟碳类化合物（PFC），它具有高度溶解氧（其氧溶解度为血浆的20倍）的特性，它跟人血液成分一样，既可以排出二氧化碳，又具有载氧能力，而且不受生物来源的影响，避免因异体输血造成的交叉感染，可用于容量不足和严重贫血病人的生命支持，在创伤性休克和出血性休克的手术治疗中，甚至在战争伤员中，全氟碳化合物也可以作为携氧和扩大血浆容量的人工血液替代品。有研究显示PFC的高弥散性使其能够嵌入细胞膜中，从而减轻钙离子超载，同时减轻肺缺血再灌注损伤，但是PFC的氧溶解度很高，过量的氧释放可导致氧中毒、轻度血小板减少（血小板计数减少10%～15%）和流感样综合征，同时也发现了心脏神经系统症状。

血浆代用品主要利用其胶体的渗透压作用，以扩张循环血容量，改善微循环血流。血浆代用品分为天然胶体液和人造胶体液两类。前者为人血浆蛋白溶液和人白蛋白溶液，因其具有血液制品和异源性特性，仍无法完全除外传播疾病和异质反应的危险性。此外，由于资源紧缺、价格昂贵，常规用于大剂量扩容既不现实，且其扩容效率还不如人造胶体溶液。现用于临床的人造胶体溶液主要有低分子右旋糖酐、明胶、羟乙基淀粉等，在失血性休克和体液复苏中起着重要作用，大大节约了血液、血浆等血制品的使用量，且同时减少了血源性疾病的传播和输血副反应。

（五）分离、过滤、透析材料

分离、过滤、透析材料主要包括各种血液净化、血浆分离及人工肺、人工肾使用的选择性透析材料等。

血液净化（hemopurification）是通过血液透析、血浆滤过、血液灌流、血浆置换等方法，去除血液中积蓄的有害成分，并纠正血液中某些成分在质量和数量上的异常，最终达到治疗和抢救危重患者的目的，其基本原理是透析、过滤和吸附。根据血液净化的基本原理，所用的净化材料主要包括分离膜和吸附剂。分离膜主要依赖于膜的通透性，即膜孔的大小；而吸附净化则是靠吸附剂对目标物质的亲和力。

血液透析（hemodialysis）是急、慢性肾衰竭的主要治疗措施，它是通过弥散、对流、超滤、吸附等机制清除体内的有害物质，维持水电解质平衡。在透析过程中，人体血液和透析液通过透析膜（dialysis membrane）进行物质交换，因此透析膜材料是影响血液透析治疗效果的关键因素。目前临床常用的透析膜可分为三类，即未改性的纤维素膜、改性或再生纤维素膜以及合成膜。透析膜的生物相容性是指人体血液与透析膜接触时所引发的一系列临床变化，一般表现为补体激活、细胞因子的释放、凝血、β2微球蛋白的沉积、血细胞的活化等方面的变化，与慢性肾衰竭病人的营养不良、心血管疾病、微炎症状态等有着非常密切的关系。

# 第二节 》》》
# 材料学基础知识

## 一、材料的微观结构

一切物质是由无数微粒按一定的方式聚集而成的，这些微粒是分子、原子或离子。物质在原子、分子层次上的结构称为微观结构。材料的性质在很大程度上影响材料的使用和效果，而决定材料性质的最基本因素是构成材料的元素的原子结构，原子之间的相互作用，原子或分子在空间中的排列、分布和运动，以及原子聚集体的形态特征。现代材料学的发展很大程度上都依赖着对材料的微观结构的理解和认识。

（一）原子间结合键

一切物质是由无数微粒按一定的方式聚集而成的，这些微粒是分子、原子或离子。物质在原子、分子层次上的结构称为微观结构。由于原子间的作用力的不同，产生了不同的原子的结合方式，即原子间结合键（Binding Bond between Atoms）。根据原子间结合时是否产生电子交换，又把原子间结合键分为两大类，即：化学键（Chemical Bond）和物理键（Physical Bond），前者又称主价键（Primary Bond），结合力较强，包括离子键、共价键和金属键，在结合中伴随着电子的交换；后者又称次价键（Secondary Bond），结合力较弱，包括范德华键、氢键等，这些结合中不产生电子的交换。

实际材料中原子间的结合很少只靠单一键力结合，通常都是化学键和物理键的混合，即混合键（Hybrid Bond），例如氧化物陶瓷材料中，通常是离子键和共价键的混合。

1.离子键（Ionic Bond）

离子键是由电子转移（失去电子者为阳离子，获得电子者为阴离子）形成的，即阳离子和阴离子之间由于静电引力而形成的化学结合键（图2-1）。离子键的作用力很强，无饱和性，无方向性，离子键材料导电性很差，强度、硬度、熔点很高。

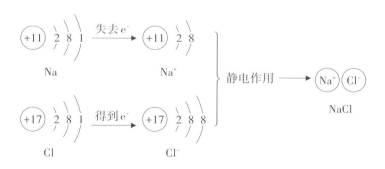

图2-1　NaCl中的离子键

2.共价键（Covalent Bond）

两个或多个电负性相差不大的原子共同使用它们的外层电子，在理想情况下达到电子饱和状态，由此组成较稳定的化学结构，这种化学结构叫作共价键（图2-2）。共价键既有饱和性，又有方向性，饱和性决定着各种原子形成分子时相互结合的数量关系，方向性决定着分子的构形，共价键强度高，共价键随着参与键合的电子数目的增多而增多。共价键在高分子材料和无机非金属材料中有着重要的作用。共价键材料的熔点高、硬度大、塑性差，还具有电绝缘性，例如纯共价键金刚石具有最高的熔点。

3.金属键（Metalic Bond）

金属键是指自由电子与金属离子之间相互作用而形成的化学结合键，金属键主要存在于金属中。在金属晶体中，金属原子的外层电子少，容易失去，当金属原子相互靠近时，其外层的价电子脱离原子成为自由电子，自由电子为全体金属原子所共有，电子在整个金属内部运动，形成近似均匀分布的电子云，即金属键（图2-3）。

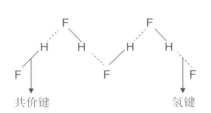

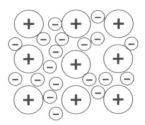

图2-2 HF示意图      图2-3 金属键

金属键的特点主要有：金属键没有方向性和饱和性，所以当金属的两部分发生相对位移时，金属的正离子始终被包围在电子云中，从而保持着金属键结合，这样金属就能经受较大的塑性变形而不断裂。金属具有良好的延展性。在一定电位差下，自由电子可在金属中定向移动，形成电流，显示出导电性。固态金属中，正离子的振动和电子的运动都可以传递热能，因此金属比非金属具有更好的导热性。而且金属键的强度比离子键和共价键低，所以金属的硬度也较低。

4.范德华键（Van der Waals Bond）

范德华键就是指分子间作用力，其实质上是分子间的静电吸引力。范德华键键能较小，没有饱和性和方向性，而且随分子间距离的增大而迅速减小。

根据来源不同又可将范德华力分为：

（1）色散力（Dispersion Force）：是指瞬时偶极之间的电性引力，因其说明了光通过物质发生色散的现象，故称色散力。色散力存在于一切分子之间，而且随相对分子质量的增大而增大。

（2）静电力（Eletrostatic Force）：又称取向力，是指极性分子的固有偶极之间的电性引力。

（3）诱导力（Induction Force）：诱导力是诱导偶极（极性分子作为电场使非极性分子变形而产生）与固有偶极之间的电性引力。

5.氢键（Hydrogen Bond）

氢原子与电负性较大的非氢原子 X（如 F、O、N、P 等）共价结合时，共用的电子对强烈地倾向于 X 的一边，使氢原子带有部分正电荷暴露在外，再与另一个电负性高而半径较小的原子 Y 接近，形成的 X—H⋯Y 型的键，即氢键。氢键具有饱和性和方向性，能使物质的熔点、沸点、溶解度显著增加。分子间有氢键的液体，一般黏度较大，例如甘油、磷酸、浓硫酸等多羟基化合物，如图 2-4、2-5。

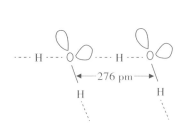

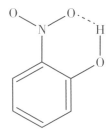

图2-4　$H_2O$ 分子间氢键　　　　图2-5　邻硝基苯酚分子内氢键

表2-2　各种原子间结合键的比较

| 键型 | 离子键 | 共价键 | 金属键 | 范德华键 | 氢键 |
|---|---|---|---|---|---|
| 成键本质 | 静电引力作用 | 共用电子对 | 电性作用 | 分子间的静电吸引力 | 氢原子和非氢原子之间的静电引力,呈X—H⋯Y型 |
| 物质 | $Na^+;Cl^-;NO_3^-$ | 金刚石;硼;Si | Na;Fe;Au | $H_2;O_2;He$ | $HF;HCl;NH_3$ |

续表2-2

| 键型 | 离子键 | 共价键 | 金属键 | 范德华键 | 氢键 |
|------|--------|--------|--------|----------|------|
| 特点 | 1.无方向性和饱和性；<br>2.作用力强<br>3.键能最大 | 1.具有饱和性和方向性；<br>2.强度高 | 1.无方向性和饱和性；<br>2.强度较低 | 1.无方向性和饱和性；<br>2.键能最小 | 1.既有饱和性，又有方向性；<br>2.键能较小 |
| 对材料的影响 | 1.导电性很差；<br>2.强度、硬度、熔点很高 | 1.熔点高、硬度高；<br>2.塑性低、电绝缘性 | 1.导电性和导热性较好；<br>2.熔点低、硬度低；<br>3.有良好的塑性 | 1.硬度、熔点很低，绝缘性良好；<br>2.结合力很小，易形变 | 显著增高材料的熔点、沸点。 |

### （二）固体结构

自然界中的固态物质，有晶体（Crystal）和非晶体（Noncrystal）之分，少数是非晶体，如普通玻璃、松香、石蜡等，这类物质的原子分布呈无序状态，大多数高分子材料是非晶体。绝大多数都是晶体，如金属、陶瓷、硅酸盐等无机化合物和有机化合物，晶体是在物相（即气相、液相和固相）转变的情况下形成的，由气相、液相向固相转变时形成晶体，固相之间也可以直接转变形成晶体。实际上，只有晶体才是真正的固体。

表2-3　晶体与非晶体的特点

| 结构 | 晶体 | 非晶体 |
|------|------|--------|
| 特点 | 1.规则外形和宏观对称<br>2.各向异性<br>3.均匀性<br>4.固定熔点<br>5.稳定性 | 1.无规则外形<br>2.各向同性<br>3.连续性<br>4.无明显熔点<br>5.介稳性 |
| 类型 | 1.金属<br>2.晶态陶瓷<br>3.晶态聚合物 | 1.玻璃<br>2.金属玻璃（非晶态合金）<br>3.非晶态聚合物 |

1.晶体结构（Crystal Structure）

晶体结构是由晶体材料的质点（离子、原子或分子）在三维空间按规则的几何形状周期性重复排列而成的结构。晶体物质又分为单晶体（Single Crystal）和多晶体（Poly Crystal）。

（1）结构基元（Basis）：结构基元是指晶体中周期性规律重复排列的最小单元。晶体结构中具有相同几何环境和物理环境的点称为等同点（Equivalent Point），由等同点组成的点系称为等同点系。在同一晶体中可以找到无限多的等同点系，它们具有相同的周期重复规律。

（2）空间点阵（Space Lattice）：空间点阵是将晶体中的每一个原子看作一个几何点，这些点所形成的三维阵列。空间点阵是认识晶体微观结构基本特征的关键之一，用它可以方便、清晰地解释晶体的微观结构在宏观中所表现出的面角守恒定律、有理指数定律以及X射线衍射的几何关系等，一般将空间点阵中的等同点称为阵点或节点（Lattice Point）。

（3）晶格（Crystal Lattice）：晶格是将空间点阵中的各个节点用一系列相互平行的直线连接起来，形成具有明显规律性的空间骨架（如图2-6），它实际上是晶体结构周期性的数学抽象。

（4）晶胞（Unit Cell）：晶胞是从晶格中抽取的最具有代表性的基本单元，是晶体构造的最小体积单位，它在空间各个方向重复排列就构成了简单立方晶格。为了统一性和唯一性，选取晶胞时需要满足三个基本要求，即：对称、尽可能是直角和体积最小，选取的晶胞必须能够反映空间点阵的对称性（图2-7）。

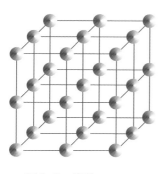

图2-6　晶格

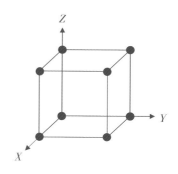

图2-7　晶胞

（5）单晶体（图2-8）是指微粒按同一方向排列，晶格位相一致，一个晶核沿各个方向均匀生长而形成的晶体状态。单晶体具有各向异性（Anisotropy），各向异性是指物质的全部或部分化学和物理性质随方向的改变而变化，并在不同方向上表现出不同的性质，即晶体的弹性模量、硬度、强度、断裂抗力、热膨胀系数、导电性、导热性等性质在不同方向上是不同的。各向异性是晶体材料和介质的普遍特性。晶体物质具有固定的熔点，将晶体加热到某一特定的温度时，晶体开始熔化，而且在熔化过程中保持温度不变，直至晶体全部熔化后，温度才又开始上升。

（6）多晶体通常是由许多排列方式相同的小晶粒无序聚集而成，如纯金属及合金。晶粒与晶粒之间的界面称为晶界（图2-8），晶界处原子排列为适应两晶粒间不同晶格位向的过渡，通常都是不规则的（图2-9），尽管每一个晶粒是各向异性的，但由于晶粒排列无序杂乱，各向异性互相抵消，使得整个多晶体表现为各向同性（Isotropy），即当晶体内部有无限多个对称轴时，在任何方向上的性质都是相同的，并且在整个介质中没有方向性，这样的性质称为各向同性。多晶体没有规则的外形。

为了描述晶胞的大小和形状，在一般形状为平行六面体的晶胞上建立直角坐标系（如图2-7），用晶胞的三个棱长为晶轴，即$a$、$b$、$c$，及其三个夹角$\alpha$、$\beta$、$\gamma$，这6个数据被称为点阵常数，又称晶格参数。

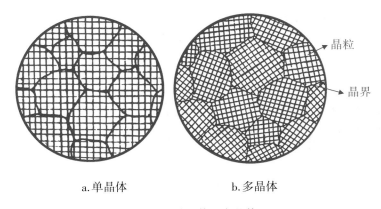

a.单晶体　　　　　　　b.多晶体

图2-8　单晶体及多晶体

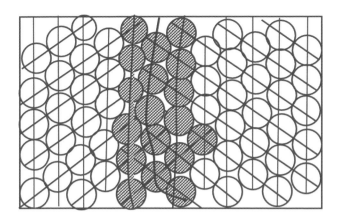

图2-9　晶界处晶格

　　根据6个点阵常数之间的关系，通常将晶体分为七种不同的空间点阵类型，即七大晶系（图2-10），分别为三斜晶系、单斜晶系、正交晶系、六方晶系、菱方晶系、四方晶系和正方晶系。

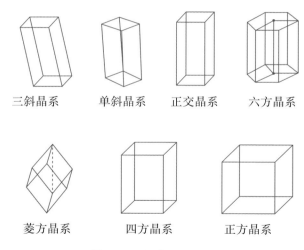

三斜晶系　　　单斜晶系　　　正交晶系　　　六方晶系

菱方晶系　　　　四方晶系　　　　正方晶系

图2-10　七大晶系

　　1848年，法国晶体学家布拉菲（Bravais）根据质点的对称性、唯一性和重复性，用数学方法推导出反映空间点阵全部结构特征和对称性的单位平行六面体，可用7种晶系来表示，且只有14种类型，即14种布拉菲点阵（Bravais Lattices），如图2-11所示。

表2-4 七大晶系与14种布拉菲点阵相应的参数

| 晶系 | 棱边长度关系 | 夹角关系 | 布拉菲点阵(图2-11) |
|---|---|---|---|
| 三斜晶系 | a≠b≠c | α≠β≠γ≠90° | 简单三斜(1) |
| 单斜晶系 | a≠b≠c | α=β=90°≠γ，γ>90° | 简单单斜(2) |
| | | | 底心单斜(3) |
| 正交晶系 | a≠b≠c | α=β=γ=90° | 简单正交(4) |
| | | | 底心正交(5) |
| | | | 体心正交(6) |
| | | | 面心正交(7) |
| 六方晶系 | a=b≠c | α=β=90°，γ=120° | 简单六方(8) |
| 菱方晶系 | a=b=c | α=β=γ≠90 | 简单菱方(9) |
| 四方晶系 | a=b≠c | α=β=γ=90° | 简单四方(10) |
| | | | 体心四方(11) |
| 立方晶系 | a=b=c | α=β=γ=90° | 简单立方(12) |
| | | | 体心立方(13) |
| | | | 面心立方(14) |

（1）简单三斜　（2）简单单斜　（3）底心单斜

图2-11 布拉菲点阵

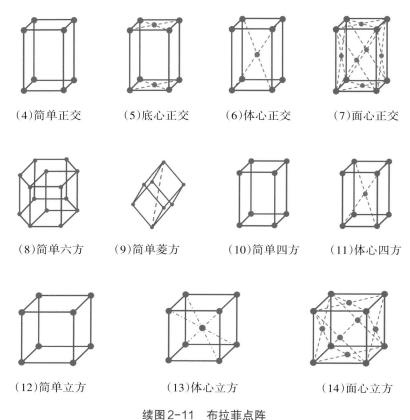

(4)简单正交　　　(5)底心正交　　　(6)体心正交　　　(7)面心正交

(8)简单六方　　　(9)简单菱方　　　(10)简单四方　　　(11)体心四方

（12）简单立方　　　　　（13）体心立方　　　　　（14）面心立方

续图2-11　布拉菲点阵

## 2.非晶体结构

非晶体是指组成物质的微粒（原子、分子或离子）在三维空间呈不规则排列的固体材料，具有短程有序、长程无序的特点。

熔融物质在急速冷却过程中，质点来不及按一定规则排列便凝固成固体物质，故非晶体也称无定形体。非晶体结构内部储存了大量内能，具有化学不稳定性，在一定条件下易与其他物质发生化学反应。非晶体的物理性质在各个方向上呈现出各向同性，它没有一定规则的外形。非晶体熔化时无明显熔点，只存在一个软化温度范围，它实际上是从一种过冷状态液体中得到的。过冷液态的原子排列方式保留至固态，所以非晶体又被人们称为"过冷液体"或"流动性很小的液体"。

一种物质是以晶体形式出现还是非晶体形式出现，还需视外部环境条件和加工制备方法而定，晶态与非晶态往往是可以互相转化的（如图2-12）。

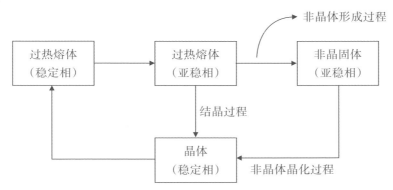

图2-12 熔体冷却时晶体与非晶体的形成过程

## 二、金属材料的基础知识

### （一）金属的结构

金属材料中的金属原子主要是通过金属键结合在一起，并规则地排列形成晶体结构。通常固态金属绝大多数是多晶体物质，结构上是由许多微小晶粒组成。通常我们所说的金属是指纯金属和它们的合金。

1.纯金属的结构

纯金属是由单一元素组成的，纯金属中最典型、最常见的晶体结构有面心立方（a）、体心立方（b）和密排六方（c）三种结构（图2-13）。前两者属于立方晶系，后者属于六方晶系。金属晶格的类型与金属及其合金的性质有密切关系。

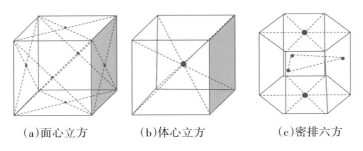

（a）面心立方　　　（b）体心立方　　　（c）密排六方

图2-13 三种常见的金属晶格

具有面心立方结构的金属包括铝（Al）、铜（Cu）、镍（Ni）、银（Ag）、金（Au）等20多种，原子位于立方体的8个顶角和6个侧面面心上（图2-13-a），这种结构的金属通常具有良好的可塑性和延展性。

具有体心立方结构的金属包括铬（Cr）、α-铁（α-Fe）、钼（Mo）、β-钛（β-Ti）等30多种，原子位于正立方体的8个顶角和1个立方体中心位置（图2-13-b）。

具有密排六方结构的金属包括镁（Mg）、锌（Zn）、铍（Be）、镉（Cd）等20多种，这种结构的晶胞为六方柱体，原子位于六棱柱的12个顶角及2个上下底面中心和两底面之间的3个位置处（图2-13-c）。

2.合金的结构

合金是一种具有金属性质的物质，由两种或两种以上的金属或金属和非金属熔合在一起而组成，例如，钢是Fe、C和其他金属元素组成的合金。合金中元素在液态时能够互溶，形成均匀的溶体，凝固后合金的原子也是规则地排列成晶体结构，根据合金中相的晶体结构特点，可以将其分为固溶体（Solid Solution）和金属间化合物（Intermetallic Compounds，IMC）两类新相。

相是指金属组织中化学成分、物理性能和晶体结构相同的结构组分。固溶体是一种元素（溶质原子）均匀地溶入另一种元素（溶剂原子）的晶体相中，而仍保持另一种元素的晶格类型的固态金属晶体。与液体溶液相同，固溶体中的原子也有溶剂和溶质之分，溶质原子溶入溶剂原子形成新的晶格结构，构成了固溶体的合金结构。按溶质原子在溶剂晶格中所处位置不同，固溶体又分为间隙固溶体和置换固溶体。

（1）间隙固溶体（Interstitial Solid Solution）：小溶质原子嵌入溶剂晶格间隙所形成的固溶体称为间隙固溶体（图2-14），形成间隙固溶体的溶质元素是原子半径小于0.1 nm的非金属元素，如氢、碳、氧、氮等，而溶剂元素一般为过渡族元素。间隙固溶体都是无序固溶体（Disordered Solid solution），即各组元原子随机无序分布。

（2）置换固溶体（Substitutional Solid Solution）：溶质原子占据溶剂晶格某些节点位置而形成的固溶体称为置换固溶体（如图2-14）。在置换固溶体中，溶质原子呈无序分布的称为无序固溶体；溶质原子呈有序分布的称为有序固溶体（Ordered Solid Solution），即各组元分别占据各自位置，是由各组元的分点阵组成的复杂点阵。固溶体从无序到有序的转化过程称为固溶体的有序化，有序化将使固溶体的性能发生很大变化，通常能显著提高合金的硬度和强度。

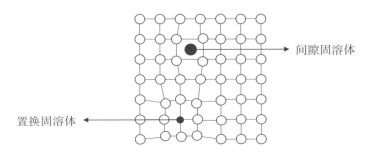

**图2-14　固溶体**

固溶体内溶质原子在溶质晶格的溶解度极限称为固溶度，固溶度小于100%者称为有限固溶体；而组成各元素能无限互溶的固溶体，即任一溶质原子的成分范围均在0%～100%者称为无限固溶体（或连续固溶体）。只有当晶体结构类型相同，离子半径差小于15%，电负性相近时，才有可能形成无限固溶体，例如，Fe-Cr、Cu-Ni均可形成无限固溶体，间隙固溶体由于间隙有限，故只能形成有限固溶体，也就是说无限固溶体一定是置换固溶体。

无论形成间隙固溶体还是置换固溶体，都引起了点阵畸变，改变了原子间作用力，使得材料的物理性能和力学性能发生变化，晶格的畸变使得晶格运动受阻，晶面滑行难以进行，从而增加了合金固溶体的强度和硬度，这种现象称为固溶强化（Solid Solution Strengthening），它是强化晶体结构的方式之一，但是固溶强化后，合金材料的韧性、延展性和塑性有所下降。

合金中除了会形成固溶体，还可在超过固溶度时形成晶体结构不同的新相，即合金中其晶体结构与组成元素的晶体结构均不相同的固相，它们一般具有金属性质，称为金属间化合物，由于它们在相图上总是处于中间位置，故又称为中间相（Intermediate Phase）。金属间化合物具有较高的熔点、较大的硬度和较大的脆性，并可用分子式表示其组成。金属间化合物也是一些合金的重要结构组成相，尤其是有色金属，当合金中出现金属间化合物时，其强度、硬度以及耐磨性提高，但塑性降低。

（二）金属的熔融和凝固

金属由固态在一定温度下达到熔点成为液态的过程称为熔融（Melt），从液态向固态转变的过程称为凝固（Solidification）。纯金属的熔点与凝固点均为恒定不变的温度，且两者几乎相同。绝大部分金属材料是在液态中纯化、去杂质、调整成分等，然后浇铸成锭，再加工成型材，或直接铸造成可使用的用品。

金属凝固后通常形成晶体结构，因此金属的凝固是一个结晶过程。金属的结晶过程可分为两个阶段：（1）在液态金属中结晶微粒，形成晶核；（2）晶核成长、增多，直至液体完全消失（图2-15）。

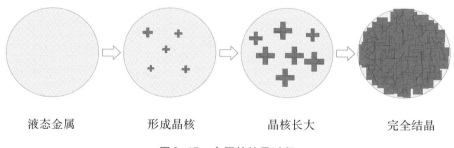

| 液态金属 | 形成晶核 | 晶核长大 | 完全结晶 |

图2-15　金属的结晶过程

1.形成晶核

当液态金属的温度降低至接近凝固点时，液态金属中的一些原子就会规则地排列在一起，形成许多原子小集团（晶核），它们时聚时散。当温度降低至结晶温度时，一些尺寸较大的集团稳定地存在下来，并进一步吸附周围的液体原子而长大。

2.晶核长大

晶核生成初期，外形比较规则，由于晶核棱角处的散热比其他部位快，因而棱角处吸附的液体原子多，晶核在此处长大快。因此晶核的长大就像树枝一样，先长成枝干，再出分枝，最后才把枝干间填满。这种生长方式称为"枝晶生长"。结晶过程中，各个晶核按枝晶方式自由生长，直到生长着的晶体彼此接触后，在接触处停止生长。由于这种接触是随机的，因此凝固后每个晶粒的外形是不规则的多边形。金属的凝固过程中通常伴随着体积收缩。

3.冷却阶段

熔融的纯金属在冷却时（图2-16），当其温度下降到理论结晶温度（$T_0$）时，金属并不能完全结晶，因为金属的结晶是一个放热过程，因此液体金属需要降至低于平衡凝固温度的某一温度才能完全凝固，这种现象称为过冷。两者的温度差值被称为过冷度（$\Delta T$）。过冷度的大小与冷却速度密切相关，冷却速度越快，实际结晶温度越低，过冷度就越大；反之，冷却速度越慢，实际结晶温度越高，越接近理论结晶温度，过冷度就越小。金属的冷却速度越快，所形成的晶粒就越小，晶界越多，而晶界是位错运动的障碍，晶界越多，金属的强度就越高。因此，结晶强化是提高金属强度的重要途径之一。

晶粒越小，单位体积内晶粒越多，形变时同样的形变量可分散到更多的晶粒中，产生较均匀的形变而不会造成局部应力过度集中，从而在提高金属强度的同时，也提高金属的塑性和韧性。

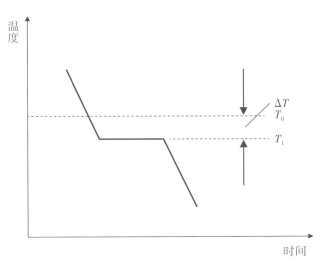

（$T_0$为理论结晶温度；$T_1$为实际结晶温度；$\Delta T$为过冷度）

图2-16　纯金属的冷却曲线

（三）合金的特点

合金的性质与纯金属基本相似，但合金结构上的特点，使它的性质与纯金属有所差别。

1.熔点与凝固点

合金没有固定的熔点和凝固点。通常合金的熔点是其开始熔化的温度，凝固点则是开始凝固的温度，而且多数合金的熔点一般低于各成分金属的熔点。

2.力学性能

合金的强度及硬度比其各成分金属的大，而延性及展性一般低于各成分金属的。

3.传导性

合金的导电性和导热性一般均较组成金属的差，其中尤以导电性减弱更为明显。

4.色泽

合金的色泽与所组成金属有关，例如金中加入1/24的银就可改变其颜色。

5.耐腐蚀性

纯金属一般不易被腐蚀，合金的耐腐蚀性一般视其结构及组成的不同而异。在合金中加入一定量的抗腐蚀元素如铬、锰和硅等，可提高合金的耐腐蚀性。

（四）金属的形变与热处理

金属物体受力后产生的形变可分为弹性形变和塑性形变。受力较小时产生弹性形变，当外加应力高于弹性极限时，金属将产生塑性形变，塑性形变是一种不可逆的永久变形。

1.金属的塑性形变

由于金属是多晶体，因此金属的塑性形变主要通过晶粒内部的晶面滑移和晶粒间的转动和移动方式来完成的。滑移的动力是在滑移面上沿着滑移方向的分切应力，只有当这个分切应力超过金属晶体的临界分切应力时，滑移过程才能开始，产生塑性形变（Plastic Deformation）。

滑移过程中，晶粒形状发生改变，推挤周围的晶粒，使周围的晶粒转动和移动，并且引起周围晶粒内部发生晶面滑移。由此不断传递，使一批又一批的晶粒发生晶面滑移和转动，移动、变形也由不均匀逐步发展到均匀，最后金属外形发生改变。

晶粒间的晶界处的原子排列不规则，晶格严重畸形，阻碍晶面滑移的传递，进而阻碍形变。因此晶粒越细，晶界越多，金属的强度越高，这种现象称为细晶强化（Grain Refining Strengthening）。

2.金属的冷加工

金属在高于再结晶温度下的塑性变形称为热加工，在低于再结晶温度下的塑性变形称为冷加工（Cold Working），如冷锻、冷挤压等。再结晶温度（Recrystallization Temperature）是指固体金属发生再结晶的最低温度。冷加工变形抗力大，在使金属成形的同时，可以提高金属的硬度、强度及脆性，但会使塑性、韧性和耐腐蚀性降低，这种现象称为加工硬化（Work Hardening）。加工硬化，可以使金属已变形部分发生硬化而停止变形，而未变形的部分开始变形，这样，金属就会发生均匀塑性形变。冷加工适用于加工截面尺寸小、加工尺寸和表面粗糙度要求较高的金属零件。

3.金属的热处理

金属冷加工后的不利性能可以通过热处理（Heat Treatment）来改变。热处理是指对固态金属或合金采用适当方式加热、保温和冷却，以获得所需要的组织结构与性能的加工方法。热处理一般不改变金属的形状和整体的化学成分，而是通过改变金属内部的显微组织，或改变金属表面的化学成分，赋予或改善金属的使用性能，其特点是改善金属的内在质量，而这一般不是肉眼所能看到的。所以，它是机械制造中的特殊工艺过程，也是质量管理的重要环节。

（1）冷加工后金属加热过程中的组织变化

金属经过冷加工后，组织处于不稳定状态，有自发恢复到变形前组织状态的倾向。但是在常温下，原子的扩散能力小，不稳定状态可以维持较长时间，而加热则使得原子扩散能力增加，能促进原子回归变形前的状态。加热会使冷加工后的金属依次发生回复、再结晶和晶粒长大。

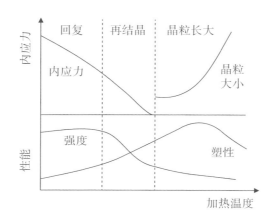

图2-17　金属加热时的组织变化

如图2-17所示，加热温度较低时，金属发生回复，变形金属的内应力大大降低，塑性稍稍有所回升；当加热到较高温度时，原子活动能力提高到能重新进行排列时，金属内部将出现新的细小等轴晶粒代替旧的晶格畸变，这就是再结晶（Recrystallization），此时金属的组织结构和性能基本与冷加工前状态相近，加工硬化消失；继续提高加热温度，再结晶形成的晶粒互相吞并且长大，晶粒粗化，使得金属的塑性和强度降低。从上述内容可以得出，对冷加工后的金属的热处理一般最多进行到再结晶阶段。

（2）热处理方法

金属的热处理方法主要有整体热处理、表面热处理和化学热处理，其中整体热处理是金属材料热处理最常用的方法。整体热处理（Bulk Heat Treatment）是对金属进行整体加热，然后以适当的速度冷却，从而改变其整体力学性能的金属热处理工艺。金属整体热处理大致有退火、正火、淬火和回火四种基本工艺。

将金属加热到临界温度以上，保温一定时间后，缓慢冷却到室温的热处理工艺称为退火，其目的是使金属内部组织达到或接近平衡状态，或者是使冷加工产生的内应力得到释放，获得良好的工艺性能和使用性能，或者为进一步淬火做组织准备。

正火是将金属加热到适宜的温度后在空气中冷却，正火的效果及目的与退火基本相同，只是正火冷却速度更快，得到的晶粒更细，强度和硬度也就比退火金属要高些。正火常用于改善材料的切削性能，有时也用作对一些要求不高零件的最终热处理。

淬火是将金属材料加热保温后，在水、油或其他无机盐溶液、有机水溶液等淬冷介质中快速冷却。淬火后金属会变硬，但同时金属的脆性也变大。

为了降低金属的脆性，将淬火后的金属在高于室温而低于650℃的某一适当温度进行较长时间的保温，再进行冷却，这种工艺称为回火。退火、正火、淬火、回火是整体热处理中的"四把火"，其中退火与正火是医学金属材料常用的热处理方法，淬火与回火关系密切，常常配合使用，缺一不可。

（五）金属的腐蚀与防腐蚀

金属的腐蚀是指金属与其接触的气体或液体发生化学反应而腐蚀损耗的过程。金属的腐蚀主要有两种类型：化学腐蚀和电化学腐蚀。

化学腐蚀（Chemical Corrosion）是指金属与周围介质（干燥气体或非电解质溶液）直接发生化学反应而引起的腐蚀。化学腐蚀不普遍，只在特殊条件下发生。金属与非电解质接触时，非电解质中的分子（如 $O_2$、$Cl_2$ 等）被金属表面所吸附，并分解为原子后与金属原子化合，生成腐蚀产物。反应式如下：

$$x\mathrm{Me}+y\mathrm{X}\rightarrow\mathrm{Me}_x\mathrm{X}_y$$

式中：Me 为金属原子；X 为介质原子。

化学腐蚀的基本过程是介质分子在金属表面吸附和分解，金属原子与介质原子化合，反应产物或者挥发掉，或者附着在金属表面成为氧化膜，属于前者时金属不断被腐蚀，属于后者时金属表面膜不断增厚，使反应速度下降。

电化学腐蚀（Electrochemical Corrosion）是指金属与电解质溶液相接触，发生原电池反应，比较活泼的金属失去电子而被氧化，进而腐蚀的现象。电化学腐蚀是一种氧化还原反应，比化学腐蚀广泛。

因此，我们可以从以下几个方面考虑金属的防腐蚀问题：

1.使合金组织结构均匀；

2.避免不同金属的接触；

3.经冷加工后所产生的应力需通过热处理减小或消除；

4.金属材料表面保持光洁无缺陷；

5.加入耐腐蚀元素等，如在钢中加入一定量的铬、硅和铝等耐腐蚀元素，可在钢表面形成一层致密、稳定且能与基体结合紧密的氧化膜。这些氧化膜稳定性高，可以保护内部金属，提高钢的耐化学腐蚀能力。

（六）金属的生物学效应

金属的生物学效应主要取决于材料在应用时被释放或溶出到生物体内元素的特性和浓度，有多种因素会影响到金属元素的释放，比如金属元素在元素周期表中的位置、金属本身的化学成分、金属的晶相结构以及金属所处的生物体环境等，如果没有任何成分从金属材料中释出，则几乎不存在机体的不良生物学反应。

通常元素在元素周期表中的位置与该元素可能的细胞毒性程度有关系，例如，Ⅱ族元素显示很强的细胞毒性，而Ⅲ族和Ⅳ族的部分元素完全不显示细胞毒性，在Ⅰ、Ⅴ、Ⅷ族元素中，相对原子质量小的元素如Cu、V、As、Sb、Fe、Ni、Co等显示细胞毒性，而相对原子质量大的元素如Au、Ta、Bi、Pd、Pt等不显示细胞毒性。

必须注意的是，单一元素的性能并不代表含有这一元素成分合金的性能。例如，贵金属合金中非贵金属元素的特性可以被贵金属元素的优良特性所覆盖，非贵金属元素可以因合金的自身纯化作用而被牢牢地整合于合金中，在贵金属合金表面仅有极少量的溶出。

三、陶瓷材料的基础知识

（一）基本概念及分类

陶瓷材料（Ceramic Material）是由共价键或离子键结合，含有金属与非金属元素的复杂化合物和固溶体。陶瓷材料的晶体结构比金属材料复杂且表面能小，因此其强度、硬度、弹性模量、耐磨性、耐蚀性和耐热性均要优于金属。但陶瓷的最大缺点是韧性差，脆性极大，抵抗内部裂纹扩展能力很低，所以容易发生脆性断裂。

陶瓷是陶器和瓷器的总称。陶器是以黏土为主要原料，经成型、干燥后放在窑内于950～1165℃下烧制而成的物品，为多孔、不透明的无玻璃质的烧结体。传统的瓷器是以天然硅酸盐为主要原料，经过粉碎、配制、成型和高温烧结（1200～1300℃）而成的物品，质地致密，含有玻璃质成分，具有一定的半透明性。陶瓷还可以由玻璃晶化而来，由此产生的陶瓷称为玻璃陶瓷（Glass Ceramic）。

陶瓷的分类方法很多，按其原料来源将其分为普通陶瓷（传统陶瓷）和特种陶瓷（精细陶瓷）：普通陶瓷是以Si、O原子为主，以不同方式堆积形成的硅酸盐结构，例如高岭土、长石、石英等；特种陶瓷则采用纯度较高的人工合成非硅酸盐化合物烧结而成，例如氧化物、氮化物、碳化物、羟基磷灰石等。

按材料的性质将其分为生物惰性陶瓷、表面活性陶瓷和可降解吸收性陶瓷以及生物复合性陶瓷，详见第五章。

（二）陶瓷的结构

陶瓷的微观结构通常由晶体相、玻璃相和气相组成（图2-18），各组成相的结构、成分及分布均对陶瓷材料的性能有重要的影响。传统陶瓷通常含有较多的玻璃相，而一些特种陶瓷则不含玻璃相，完全由晶粒组成，这种陶瓷又被称为多晶陶瓷（Polycrystalline Ceramics）。

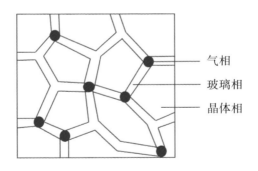

气相

玻璃相

晶体相

图2-18　陶瓷的结构

1.晶体相

晶体相（Crystal Phase）是由原子、离子、分子在空间有规律排列成的结晶相，它是陶瓷材料最主要的组成相。陶瓷的晶体相主要为离子键和共价键结合，组成陶瓷晶体相的晶体一般有氧化物、含氧酸盐和非氧化合物等，例如$Al_2O_3$是以离子键为主，这类氧化物通常是由较大的氧离子紧密排列成晶体结构，构成骨架，而较小的金属正离子规则地分布在它们的间隙中，依靠强大的离子键，从而形成稳定的离子晶体；含氧酸盐的典型代表是硅酸盐，其结合键主要为离子键与共价键的混合键，普通陶瓷的主要成分是硅酸盐，同时普通陶瓷的晶体相主要也是硅酸盐，其晶体结构比较复杂，基本结构单元是硅酸根四面体$[SiO_4]^{4-}$，四个氧原子围绕着位于中心的硅原子，每个氧原子有一个电子可以和其他原子形成键合。

晶体相对陶瓷材料的物理、化学及力学性能起着决定性作用，离子键和共价键决定了陶瓷具有高熔点、高耐热性、高化学稳定性、高绝缘性和高脆性。

2.玻璃相

玻璃相（Glass Phase）是指陶瓷高温烧结时各组成物质和杂质产生一系列物理、化学反应后形成的一种非晶态物质，它存在于晶粒和晶粒之间，其结构是由离子多面体构成的无规则排列的空间结构。

玻璃相是陶瓷材料中重要的组成相，其作用是：（1）将分散的晶体相黏合在一起，填充晶粒间隙和气孔，使陶瓷更致密；（2）抑制晶粒长大，使晶粒细化；（3）降低烧结成型温度，加快烧结过程；（4）玻璃相的强度比晶体相低，在较低温度下会发生软化，所以可降低陶瓷的力学强度和热稳定性；（5）玻璃相结构疏松，空隙中常用金属离子填充，以降低陶瓷的电绝缘性，增加介电消耗；（6）增加陶瓷的透明度。

3.气相

气相（Gaseous Phase）即陶瓷中存在的气孔，它是在陶瓷制备和烧结过程中形成的，气相的存在降低了陶瓷的密度、强度、导热性、断裂韧性和透明度，增大了介电消耗，降低了绝缘性。但是，气相的存在可以增强陶瓷材料与骨组织的结合。

（三）陶瓷的性能特点

陶瓷材料的化学结合键及显微结构与其他材料相比有显著不同，这决定了陶瓷具有一些独特的机械性能、物理性能、化学性能及生物学性能。

1.机械性能

（1）高硬度：陶瓷材料结合键强度高，故硬度高，一般在1500 HV以上。

（2）高弹性模量、高脆性：材料的结合能与弹性模量之间呈正相关，即结合能越大，弹性模量也越大，陶瓷是各类材料中弹性模量最高的。陶瓷的韧性对其表面上的缺陷特别敏感，由于表面划伤、化学侵蚀、冷热胀缩不均等，很易产生细微裂纹；受压时，裂纹尖端产生很高的应力集中，裂纹很快扩展，表现出很高的脆性。

（3）低抗拉强度、抗弯强度：陶瓷的理论强度比金属的理论强度高，但由于陶瓷内部及表面存在大量气孔、裂纹这样的缺陷，在拉应力作用下迅速扩展导致脆断，故陶瓷的实际拉伸强度要比金属的实际拉伸强度低得多。金属的实际强度和理论强度的比值为 1/50～1/30，而陶瓷的相应比值为 1/200～1/100。

（4）高抗压强度：陶瓷在受压时，气孔等缺陷不易扩展成宏观裂纹，故其抗压强度较高，约为抗拉强度的 10～40 倍。

（5）优良高温强度：陶瓷的熔点明显高于金属的熔点，因而具有优于金属的高温强度。

2.物理性能和化学性能

（1）热性能：陶瓷的熔点很高，一般在 2000℃以上。陶瓷材料的热膨胀系数最小，导热性比金属材料的导热性低，热容量小，而且随气孔率增加而降低，故陶瓷可用作隔热材料。

（2）电性能：大部分陶瓷有极高的电阻率，可用作绝缘材料，如用于超声波仪、医疗用声谱仪等。

（3）化学稳定性：陶瓷的结构稳定，金属正离子被四周氧离子所包围，不能再与介质中的氧发生氧化反应，故陶瓷在 1000℃高温下也不会氧化，并对酸、碱、盐有良好的抗腐蚀能力。

（4）美观性能：陶瓷材料表面光泽度高，且具有透明和半透明性，被广泛应用于口腔科，并且因其特殊的光学特性，还可被用在激光、红外线、光导纤维等方面。

3.生物性能

陶瓷材料的化学稳定性使得其具有良好的生物相容性，陶瓷材料通常无毒、无味、无刺激性，耐人体体液腐蚀。

**四、高分子材料的基础知识**

（一）高分子材料的概念

根据相对分子质量的大小，一般把相对分子质量低于 1500 的化合物称作低分子化合物，相对分子质量在10000以上的化合物称作高分子化合物或聚合物，介于两者之间的称作低聚物。常用的人工合成高分子化合物，相对分子质量虽然高达$10^4 \sim 10^6$，构成的原子数也多达$10^3 \sim 10^5$，但其分子往往由许多相同的结构单元通过共价键重复连接而成，将能构成结构单元的分子称为单体，它也是合成聚合物的原料。例如，糖、脂类、蛋白质等都属于有机高分子材料，水晶、云母等属于天然无机高分子材料，玻璃、陶瓷属于合成无机高分子材料。

由一种单体聚合而成的聚合物称为均聚物，如聚甲基丙烯酸甲酯（PMMA）；由两种或两种以上单体共聚而成的聚合物则称作共聚物，如氯乙烯-醋酸乙烯共聚物。

（二）高分子材料的分类

1.根据材料的性能和用途分类

（1）橡胶：弹性模量小（0.1～1.0 MPa），弹性高，能在很小的外力下产生很大的形变，当去除外力后，能迅速恢复原状。常用的橡胶材料有天然橡胶、硅橡胶等。

（2）纤维：弹性模量大（1～10 GPa），受到外力时形变很小，机械性能变化不大。医疗用的纤维材料包括人体代用材料和医疗卫生材料等，如人造皮肤、外科缝合线、绷带等。

（3）塑料：弹性模量介于以上两种材料之间，受热时，受力形变比纤维大，其黏度、延展性和弹性模量都与温度有直接关系，具有塑性行为。

2.根据高分子材料受热后的形态变化分类

（1）热塑性高分子材料：在受热时能塑化和软化，冷却时则凝固成形，但温度改变时可以反复变形，所以说热塑性高分子材料是可以再生的，可重复利用，例如，聚乙烯、聚丙烯、聚苯乙烯、聚甲基丙烯酸甲酯都属于这一类。

（2）热固性高分子材料：在受热时塑化和软化，然后发生化学变化，冷却后固化成型，但再次加热不再发生塑性形变，故这种转变是不可逆的，即热固性高分子材料是不可再生的。典型的热固性高分子材料有：酚醛树脂、脲醛塑料、环氧树脂、乙烯基酯等。

（三）高分子材料的结构

从几何结构来看单个高分子链可大致分为线型、支链型和交联型（体型）三种类型。

线型高分子链（图2-19a）由许多链节组成，通常卷曲成团状，也可以伸展成直线，形成线型高分子链的单体要求带有两个官能团，这种结构的高分子材料弹性和塑性较好，硬度较低，分子间没有化学键结合，所以它可以在适当溶剂中溶解，可在加热时熔融，故易于加工成型，而且可以重复使用，如一些合成纤维、热塑性塑料（如聚乙烯、聚苯乙烯等）。

支链型高分子链（图2-19b）是在主链上带有一些长短不一的支链，这类高聚物的性能和线型高分子材料相似，但支链越复杂，对材料的性能影响越大，一般其结晶度、密度、强度均比线型的差。

交联型高分子链（图2-19c）是各个分子链之间的许多链结相互交联而形成的网状型大分子，又叫体型高分子链，这类材料硬度高，脆性大，耐热性较好，但无弹性和塑性，不溶解也不熔融，所以只能在其形成网状结构之前进行加工，一旦交联，就无法再加工，热固性塑料通常是这类结构，如酚醛树脂、硅橡胶等。

如果高分子材料是由许多相同的结构单元重复连接而成的，那么最简单的连接方式是呈线型的。若单体含有两个以上官能团，就有可能形成支链型或交联型的高分子材料。例如，二元醇和二元酸反应，只能形成线型聚酯；而加入少量三元醇而且反应程度不深时，则会形成支链型聚酯；同样，当三元醇较多而且反应较深时，就会形成交联型聚酯。线型或支链型高分子链彼此以分子间作用力吸引，相互聚集在一起，形成聚合物。因此加热可使其熔融软化，用适当溶剂可使其溶解，聚甲基丙烯酸甲酯就是这类结构。

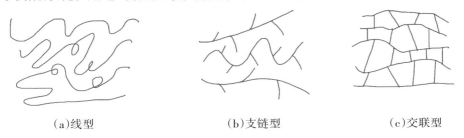

(a)线型　　　　　　　　(b)支链型　　　　　　　　(c)交联型

图2-19　线型、支链型及交联型高分子结构示意图

### （四）高分子材料的聚集态结构

高分子材料的聚集态结构是指单位体积内高分子链间的几何排列和堆砌方式，可粗略地分为晶态和无定形结构。结构规整或链间范德华力较强的聚合物容易结晶，例如高密度聚乙烯等。结晶聚合物中往往存在一定的无定形区，并不是所有的分子都规则排列，存在结晶程度。熔融温度是结晶聚合物使用的上限温度。

结构不规整或链间次价力较弱的聚合物，如聚氯乙烯、聚甲基丙烯酸甲酯等，难以结晶，一般为无定形态。无定形聚合物在一定负荷和受力速度下，于不同温度可呈现玻璃态、高弹态和黏流态三种力学状态。玻璃态到高弹态的转变温度称作玻璃化温度（$T_g$），是无定形塑料使用的上限温度、橡胶使用的下限温度。从高弹态到黏流态的转变温度称黏流温度（$T_f$），是聚合物加工成型的重要参数。

当聚合物处于玻璃态时，整个大分子链和链段的运动均被冻结，宏观性质为硬、脆、形变量很小，只呈现一般硬性固体的普通形变。塑料是室温处于玻璃态的聚合物材料。聚合物处于高弹态时，链段运动高度活跃，表现出高形变能力的高弹性。橡胶是室温处于高弹态的聚合物材料。当线型聚合物在黏流温度以上时，聚合物变为熔融、黏滞的流体，受力可以流动，并兼有弹性和黏流行为，称黏弹性。当高分子材料的分子呈高度取向时，其在分子取向方向上的拉伸强度非常高，如纤维、打包、捆扎用的撕裂膜带等。

表2-5　三大医用材料比较

| 分类 | 金属材料 | 陶瓷材料 | 高分子材料 |
|---|---|---|---|
| 概念 | 多为生物惰性材料 | 是由共价键或离子键结合，含有金属与非金属元素的复杂化合物和固溶体 | 大多是生物惰性材料 |
| 优点 | 1.机械性能良好，强度高<br>2.成形性优良，加工容易 | 1.生物相容性非常好<br>2.化学性能稳定，耐腐蚀性良好<br>3.硬度高，耐磨性好<br>4.耐热性好 | 1.生物相容性良好<br>2.韧性高<br>3.耐化学性和耐腐蚀性较好<br>4.易改性，易加工 |

| 分类 | 金属材料 | 陶瓷材料 | 高分子材料 |
|------|---------|---------|-----------|
| 缺点 | 1.生物相容性一般<br>2.耐化学性和耐腐蚀性较差 | 1.耐冲击性差，缺少延展性，脆性大<br>2.加工成形困难，制作成本高 | 1.耐老化性能差<br>2.高温性能差<br>3.机械性能较差，硬度较低 |
| 常用材料 | 钛及钛合金、医用不锈钢、钴基合金等 | 氧化铝、氧化锆生物陶瓷、活性玻璃陶瓷等 | 硅橡胶、聚乙烯、甲壳素及其衍生物、胶原等 |
| 临床应用 | 1.植入材料<br>2.人工器官制造中的结构元件等 | 1.骨科<br>2.牙科等 | 1.人造器官<br>2.医疗器械<br>3.高分子药物 |

**思考题：**

1.医学材料通常有哪些分类？你还有其他分类方法吗？

2.概括一下原子间结合键的种类及其特点。

3.怎样提高金属的耐腐蚀性能？

4.提高金属硬度的途径或方法有哪些？

5.陶瓷显微结构有哪几个相？它们对陶瓷的性能有什么影响？

6.高分子材料的分子结构对聚合物的性能有什么影响？

# 第三章　材料的性能

医学材料和生物系统之间的关系十分密切，且随时间变化。因此，医学材料的研究内容十分广泛，不仅包括各种天然材料和合成材料的物理、力学、化学等特性的基本方面，还需要测量和分析材料与宿主间的相互影响。随着各种微观检测技术的发展，现代研究工作者可以在分子水平发掘各种材料之间、材料与生物宿主之间的相互作用机制，从而全面评价医学材料。医学材料常见的评价指标有物理性能、力学性能、表面性质、化学性能和生物学性能等。

## 第一节 》》》
## 物理性能

### 一、尺寸变化

为了恰当地量化材料的形变，我们需要考虑形变前后材料尺寸的改变。医学材料的尺寸变化（Dimensional Change）

是指在使用过程中受理化因素的影响，材料的外形、体积发生变化的现象。材料的尺寸变化需要被限定在一定的范围内，以保证其结构和功能的稳定。

因此，为了表示材料的尺寸变化，可以通过量化单位长度的合成长度变化来表示。如果材料的初始长度为$l_1$，形变后长度为$l_2$，尺寸变化可用长度变化的百分比表示：

$$\delta_n = \frac{l_2 - l_1}{l_1} = \frac{\Delta l}{l_1} = \lambda_{1\to2} - 1$$

其中λ表示延伸比，即最终长度与初始长度之比。

二、热学性能

各种材料的导热机理各不相同，在微观层面，导热的载体被分为三类：电子、声子及光子。通常金属的导热性能较好，主要由其中大量的自由电子发挥作用。非金属材料中，主要依靠晶格结构振动产生弹性波的方式来传递能量，物理学中称之为声子传递能量。晶体的热导率比非晶体的更大，因晶体中微粒的长程有序性，声子发挥重要作用。

（一）热导率（Thermal Conductivity）

当物体的温度不均时，热能会从高温部分传递到低温部分，从而使整体的温度趋于一致，这种现象称为热传导（Thermal Conduction）。若物体中存在温度梯度$dT/dx$，则单位时间通过垂直于温度梯度方向的单位面积的热能$dQ/dt$与温度梯度成正比：

$$\frac{\mathrm{d}Q}{\mathrm{d}t} = -k\frac{\mathrm{d}T}{\mathrm{d}t}$$

式中，负号表示热流与温度梯度方向相反。$k$即为热导率，又称"导热系数"，符号为$\lambda$或$K$。它是衡量物体导热性能的物理量。简而言之，表示温度垂直向下梯度为1℃/m时，单位时间内通过单位水平截面积所传递的热量。

（二）热扩散系数（Thermal Conductivity Coefficient）

热能传输不是沿着一条直线从物体的一端传到另一端，而是采用扩散形式，热扩散系数又称热扩散率，是物体中某一点的温度的扰动传递到另一点的速率的量度：

$$\alpha = \frac{\lambda}{\rho c}$$

式中，$\alpha$ 称为热扩散率或热扩散系数，单位为 $m^2/s$。$\lambda$ 为热导率，单位为 $W \cdot m^{-1} \cdot K^{-1}$。$\rho$ 为密度，单位为 $kg \cdot m^{-3}$。$c$ 为比热容，单位为 $J \cdot kg^{-1} \cdot K^{-1}$。

由此可知，物体的热导率 $\lambda$ 越大，在相同的温度梯度下，可以传导更多的热量。$\rho c$ 即单位体积的物体温度每升高 1℃所需的热量，$\rho c$ 越小，温度升高 1℃所吸收的热量越少，可以保留更多热量继续向物体内部传递，使物体各点的温度更快地随界面温度的升高而升高。因此，热扩散系数 $\alpha$ 越大，材料中的温度变化传播得越迅速。

传统的导热材料多为金属如 Ag、Cu、Au 等，金属氧化物如 $Al_2O_3$、MgO、BeO，以及部分非金属材料如石墨、炭黑、$Si_3N_4$、AlN。通常情况下，高分子物质本身的导热性较差，是热的不良导体，可通过添加高导热性的填料从而有效提升材料的热学性能，但填料的加入也可能导致材料强度下降。填料自身的导热性能及其在机体中的分布形式决定了整体材料的导热性能。

（三）线胀系数（Linear Expansion Coefficient）

绝大多数物质具有热胀冷缩的特性，在一维状态下，固体受热后长度增加，这种现象称为线膨胀。线胀系数又称线膨胀系数、线性膨胀系数，是指固体物质的温度每改变 1℃，其长度的变化和它在原温度时长度之比，单位为 ℃$^{-1}$。当温度变化范围不大时，固体的伸长量 $\Delta L$ 与原长 $L$、温度变化量 $\Delta t = (t_2 - t_1)$ 成正比，即 $\Delta L = \alpha L \Delta t$，因此，理想状态下，在测量线胀系数时，可以将材料制成细杆状，测量原长度、长度变化和温度变化，则该种材料在 $t_1$ 至 $t_2$ 温度区间内线胀系数 $\alpha$ 为：

$$\alpha = \frac{\Delta L}{L \Delta t}$$

同理，体胀系数（Cubic Expansion Coefficient）可用来表示材料体积随温度的变化情况：

$$\alpha = \frac{\Delta V}{V \Delta t}$$

相同条件下，不同材料线膨胀的程度各不相同，线胀系数是表征物质膨胀特性的重要物理参数。在工程设计、仪表加工、新材料开发等领域，都需要对所选用材料的线胀系数进行研究。固体线胀系数的测定，一般有光杠杆法、光学干涉法、读数显微镜法、电热法、传感器法、千分表法等方法。

大多数情况之下，线胀系数为正值，说明随着温度升高材料的体积增大。但水在0℃～4℃之间，线胀系数为负值，称为反膨胀。部分陶瓷材料随温度升高，几乎不发生几何特性变化，其热膨胀系数趋于0。

在临床实践中，如果植入材料易引起周围组织非自然的热流动，则会促进热量散失，使患者感到比正常情况下更冷，因此对于热导率高的材料，使用前应当进行适当的隔热处理。充填材料的使用要考虑热膨胀系数，与周围组织的性质相匹配，避免界面结合失效。

### 三、光学性质

医学材料较为重要的整体光学性质是颜色、折射率和透明度，这三种性质常被用于比色、人工晶体制作、液体材料选择等方面。

#### （一）颜色（Colour）

颜色是通过眼、脑等器官和我们的生活经验所产生的一种对光的视觉效应，分为彩色和非彩色。可引起人视觉效应的可见光是电磁波，波长约为400～700 nm，不同波长的电磁波可引起视觉上不同的颜色感受。颜色具有三个基本特性，即色相、明度和饱和度，这三种特性的组合形成了我们感受到的复杂的颜色。

1.色相（Hue）

色彩的外相，又称色调，即各类色彩的称谓，如红、黄、蓝等。色相是色彩的首要特征，是区别各种色彩的基础，除黑、白、灰外的颜色都有色相。

2.明度（Value）

明度又称亮度，是眼睛对光源和物体表面的明暗程度的感受，通常由光线强弱所决定，光线越弱，视觉上越暗，光线越强，视觉上越亮。

3.饱和度（Saturability）

饱和度又称彩度、纯度，指色彩的鲜艳程度。色彩学中，原色饱和度最高，随着饱和度下降，色彩变淡直至失去色相成为无彩色。

颜色的测定可用光谱光度测色法、刺激值直读法等，标准色度学系统是一种表示颜色的方法，对颜色的定量常用孟塞尔色序系统（Munsell Color Sequence System）和 CIE 标准色度系统（CIE Standard Colorimetric System）。

孟塞尔色序系统是从视觉心理学的角度，基于人眼视觉特性，同时依据实验测量结果共同建立。它用一个三维的类似球体模型的结构，把颜色的三种基本特性——色相（$H$）、明度（$V$）、饱和度（$C$）全部表示出来。孟塞尔色序系统可表示为：色相×明度/饱和度（$HV/C$）。孟塞尔色序系统的色度数据是在标准 C 光源下测得，后文中的 CIE1931XYZ 色度学系统同样是指标准 C 光源下的数据，二者可实现系统转化。

CIE1931XYZ 色度学系统：CIE（国际照明协会）用假想的三原色 $X$（700 nm 红）、$Y$（546.1 nm 绿）、$Z$（435 nm 蓝），建立直角三角形，对颜色进行数字化定量描述，$X$、$Y$、$Z$ 表示三原色所占的绝对分量，其中 $X$、$Z$ 的明度定为 0，只有色相变化，$Y$ 可表示明度和色相变化。$x$、$y$、$z$ 表示百分比，$x + y + z = 1$。

随着标准色度学系统的发展和完善，CIE 逐步推出了 CIE1964XYZ 色度系统、CIE1960UCS 色度图等，目前颜色领域使用最多的是 CIE1976 $L*a*b*$ 均匀颜色空间，它涉及心理色彩的特性。$\Delta E = \left[\left(\Delta L^*\right)^2 + \left(\Delta a^*\right)^2 + \left(\Delta b^*\right)^2\right]^{\frac{1}{2}}$ 可用于计算色差（$\Delta E$），其中 $L^*$、$a^*$、$b^*$ 分别表示两个颜色在 L、a、b 三个轴上的差值，$L^*$ 表示亮度，$a^*$ 表示红绿色度，$b^*$ 表示黄蓝色度。当色差大于视觉识别的阈值，但小于孟塞尔系统中相邻两种颜色的色差时，可以更好地反映颜色的心理感受。同时，将计算出的色差分解为深浅差、艳色差和色相差，用于分析色差的性质。

中国的颜色体系结合了美国的孟塞尔系统、瑞典的自然颜色系统（NCS）和德国的工业颜色标准（DIN）等，根据中国人的视觉特点，开发了一种新的标号系统。颜色按照三属性（明度、色相和彩度）排列，由非彩色系统和彩色系统组成。我国的色彩系统样册主要是根据色彩系统的标准值来制作色彩标准物质，即色彩样本，使色彩信息更方便、直观、快速地传递和使用。

材料的颜色由成分控制，因此应尽可能清除能对材料颜色产生负面影响的杂质。

（二）折射率（Refractive Index）

折射率是指光在真空中的传播速度与光在介质中的传播速度之比，即 $n = C_{vacuum}/C_{material}$。材料的折射率越高，使入射光发生折射的能力越强。

当光穿过两种材料之间的界面时，它偏离其原始路径的角度是介质折射率差的递增函数。因此，一种材料透光的有效性与其折射率直接相关。折射率与介质的电磁性质密切相关，随富电子原子含量的增加而增加，折射率还与光的频率有关，称色散现象。正常情况下，一些液体的折射率有一定的范围，通过测定液体的折射率，可以初步鉴定组成成分，确定浓度、纯净度等。

（三）透明度（Transparency）

透明度是结晶矿物在磨制成 0.03 mm 的标准厚度时，允许光线透过的程度，描述了一种材料介导光而不衰减的能力。为了最大限度地减少光的吸收，材料中的主要键必须是强共价键或离子键，尽可能使散射最小化。因此，最理想的透明材料要么是均匀的单晶体，要么是完全均匀的非晶体。根据肉眼所见，可将透明度简单划分为透明、半透明、不透明。物理学中可以通过质量衰减系数来更正式地描述其互补的性质，即不透明度，如果给定频率和初始强度 $I_0$ 的光，通过一种材料的距离为 $x$，那么强度减小为：$I(x) = I_0 \exp(-\mu\rho x)$，式中 $\mu$ 是材料的质量衰减系数，$\rho$ 是密度。

四、电化学性质

以金属和合金为代表的医学材料的电化学性质（Electrochemical Property），是指材料在电化学腐蚀（Electrochemical Corrosion）环境中的特性。电化学性质包括电化学电势、流电性等。这些特性决定了这种金属医学材料与机体的反应，金属类材料受氧化反应、还原反应的腐蚀，其中氧化反应生成阳离子或氧化物。还原反应过程还可以包括水、氧还原，形成氢氧根离子或活性氧中间体。氧化反应和还原反应在金属端产生后，通过电解质溶液形成电路，最终产生电流。

在电解质溶液中，异种金属相接触，由于异种金属间的电位不同，由电位差导致微电流产生的性质，称为流电性（Galvanism），此现象称为流电现象。流电现象产生的原理与原电池（Primary Battery）的原理类似。

原电池的负极为电子流出的一极，发生氧化反应，一般为较为活泼的金属；正极为电子流入的一极，发生还原反应，一般为相对不活泼的金属。外电路为电子导电，电解质溶液中为离子导电。这种现象导致金属材料在机体中易发生腐蚀变化，植入材料常常面临这类问题。通过现代医学的不断实践，人们意识到许多植入式金属或合金材料可产生保护性氧化膜，这层膜被称为钝化膜（passive film），钝化膜通常为纳米级厚度，从而限制金属离子向植入物表面的转移，有效控制材料的腐蚀效果。也可根据电化学腐蚀原理，依靠外接电源改变金属的电位，有效地降低金属腐蚀的速率。另外，同样可以利用金属材料的原电池原理，逐步获得稳定、安全、高效的植入式电池，植入式医学仪器因此获得了极大的发展，例如植入式心脏起搏器、人工耳蜗等。

五、压电性

压电性（Piezoelectricity）是指某些晶体受到定向的压力或张力，垂直于介质两侧的表面分别带有等量的异种电荷的性质。压电效应是在一定条件下实现机械能与电能相互转化的现象。某些材料当受到机械力而产生拉伸或压缩时，其内部产生极化现象，使材料相对的两个表面出现等量异种电荷的现象，这种现象称为正压电效应，外力越大，则表面电荷就越多。应力方向反转，则两侧表面上的电荷易号。压电材料受到外电场作用而发生形变，其形变量与外电场强度成正比，这种现象称为逆压电效应。具有压电效应的材料被称为压电材料。

人们利用压电材料研制成压电器件，最早采用的材料是石英晶体，接着是 $BaTiO_3$、$PbTiO_3$ 等压电陶瓷，以及罗息尔盐、KDP、ADP 等多种压电晶体。压电材料现已广泛地应用于传感器、换能器、无损检测等领域。目前弛豫型铁电单晶、高居里温度压电材料、精细陶瓷和无铅压电陶瓷等应用广泛。压电材料按用途或功能分类，可分为发射型压电材料和接收型压电材料，按形状分可分为粉体材料、纤维材料、薄膜材料及块体材料，按性质和组成可分为压电晶体、压电陶瓷、压电高聚物和压电复合材料。

在生物医学领域，将生物陶瓷与无铅压电陶瓷复合成生物压电陶瓷可实现生物仿生。纳米发电机用纳米氧化锌将人体肌肉收缩、体液流动产生的机械能转变为电能，供给纳米器件来检测细胞的健康状况。以聚偏氟乙烯（PVDF）为代表的压电高聚物薄膜，适用于制作气体、液体以及人体和动物器官的换能器。此外，应用压电材料的电光效应、非线性光学效应、光折变效应等光电特性，制作滤波器、光波导调制器，用于光显示和光存储等；利用其热释电效应对外界信号进行处理、传输、储存，制成可识别温度、压力、形态的压力传感器等。

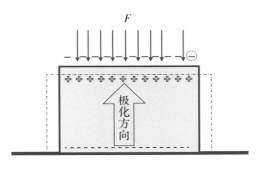

图3-1 正压电效应

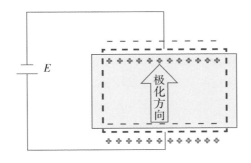

图3-2 逆压电效应

### 六、磁性

磁性（Magnetism）是物质的一种基本属性，广泛分布且具有能量，其本质是电荷的运动，不同物质的磁性差别很大。部分材料在无外加磁场的作用下，其内部原子在一定空间内有序排列，发生自发磁化。在外磁场作用下，随磁场值增加，材料的磁化强度随之增加的过程称磁化过程。磁性材料可制成磁性元件，应用于磁性位移传感器、磁光调制器等，实现难测得的生物信号与常见声、光等信号的转化。大量实验和临床研究证明，磁场可影响机体的生理、生化过程，磁场对机体的作用与时间、强度、类型、方向等密切相关。在临床实践中，磁性材料常用于医疗器械的制作，如核磁共振成像仪，以及用于消炎镇痛、活血化瘀等医学辅助治疗。磁性材料发挥作用的机制还需进一步探究和实践。

## 第二节 》》》
## 力学性能

材料的各种力学性能（Mechanical Property）是指材料在各种机械载荷（Load）条件下的特征值。通过这些特征值，当材料发生某种变化时，我们可以对力学变量进行定量分析。材料的力学性能与其微观结构有关：金属和合金通常通过金属键结合在一起；陶瓷是通过离子键结合的；聚合物主要是通过共价键结合的。不同物质的键合机制和包含能量的差异决定了这些材料不同的力学性能。医学材料最基本的力学性能包括：弹性模量、应劳强度、弹性和韧性、延展性等，这些物理量可以通过分析应力–应变曲线获得，简言之是通过测量材料在整个机械载荷试验中随载荷变化的变形程度来计算的。其中，强度被认为是生物医学应用中最关键的性能之一，因为医疗器械必须满足一定的机械载荷要求，即避免材料破坏所需抵抗的应力。同样，杨氏模量也是一个重要的性质，它代表了材料的刚性及其在相反作用力作用下，沿轴向变形的趋势。此外，硬度和韧性是衡量材料抗局部塑性变形能力的指标，例如，如果一种医学材料能够承受高应力和产生相当大的塑性变形，它将是极其坚固的；如果只能承受低应力而产生高变形，则硬度相对较低。对于植入材料，确定材料的延展性也很重要，这可以反映键断裂时结构的塑性变形程度。

一、应力与应变

材料的力学性能是指材料在各种机械载荷条件下的特征值，这些特征值指的是材料发生一定变化时对力学变量的定量测量值。例如，应力和应变只是材料的两个力学变量，而不是材料的基本属性。只有当应力引起某些结构变化，如屈服或断裂时，所产生的变化才能被视为材料的力学性能。

简单地来，应力（Stress）定义为单位面积上施加的附加内力。当物体受力变形时，其各点的变形程度一般是不同的，用来描述某一点变形程度的机械量被称为该点的应变（Strain）。

以具有均匀横截面积的圆柱杆（通常称为棱柱杆）为材料结构示例，应力（$\sigma$）定义为单位面积的力，可通过施加的力（$F$），除以杆的横截面积（$A$）得到：

$$\sigma = \frac{F}{A}$$

以这种方式确定的应力通常被称为标称应力（Nominal Stress），因为在横截面施加载荷，应力的实际值将随载荷的变化而变化以响应载荷，标称应力又称工程应力（Engineering Stress）。应力的单位是牛顿每平方米（N·m$^{-2}$）或帕斯卡（Pa）。法向应力是通过分析力的法向分量来确定的，而剪应力是通过分析力的切向分量来确定的。

应变（$\varepsilon$）是每单位长度产生的变形，可通过将变形（$\delta$）除以杆的长度（$L$）获得：

$$\varepsilon = \frac{\delta}{L}$$

按照相同的标准，以这种方式确定的应变应视为标称应变（Nominal Strain）或工程应变（Engineering Strain），因为实际长度将随样品响应载荷的变化而变化。参考实际横截面积（$A$）和长度（$L$）确定的应力和应变最初分别称为真应力（True Stress）和真应变（True Strain）。然而，由于$A$和

L在力学试验中不断变化，实际测量真实的应力和应变是十分困难的，所以通常用标称应力和标称应变来代替真实的应力和应变。应变的量纲是1。

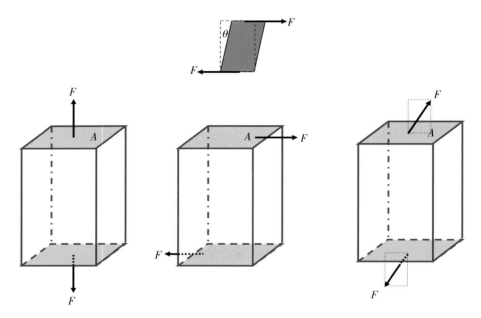

图3-3　法向应力、剪切应力以及法向分量和剪切分量的混合应力示例

如果力F平行于一对相对面，即在顶面和底面施加力F，且这两个面最初都有面积$A_1$，对于这种施加载荷的方法，比率为：

$$\tau = \frac{F}{A_1}$$

这样就定义了施加到样品上的剪切应力（Shear Stress）。从物体的正面看，轮廓从一个矩形扭曲成一个平行四边形。这种形状变化可以用来描述剪切应力引起的剪切应变（Shear Strain）$\gamma$：

$$\gamma = \tan\theta$$

通常情况下，$\sigma$表示拉伸或压缩应力，$\varepsilon$表示拉伸或压缩应变，$\tau$表示剪切应力，$\gamma$表示剪切应变。如果斜向施加力，既不垂直于样品的一对相对面也不平行于样品的一对相对面，随后的应力可分解为法向分量和剪切分量，由此产生的应变也是如此。

材料结构中的机械载荷情况可以用几种机械载荷的组合来表示。一般来说，有五种基本类型的载荷：拉伸（Tension）、压缩（Compression）、剪切（Shearing）、扭转（Torsion）和弯曲（Bending）。

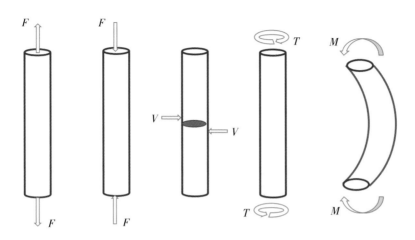

图 3-4 五种基本类型的载荷

当一对方向相反的力（*F-F*）沿圆柱杆的轴向施加到圆柱杆上时，这种情况称为轴向载荷，在轴向载荷下，我们更关注沿轴向的变形。如果轴向载荷使杆变长，则视为拉伸载荷，如果轴向载荷使杆变短，则视为压缩载荷。当一对方向相反的剪切力（*V-V*）沿横向施加到杆上时，这种情况被视为剪切载荷，我们主要关注横向剪切应力、应变和变形。当一对方向相反的扭矩（*T-T*）相对于杆的轴向方向施加到杆上时，杆被视为处于扭转载荷下，其中我们关注扭转的应力、应变和角度。最后，当一对方向相反的力矩（*M-M*）施加到杆上时，圆柱杆被弯曲产生变形，在弯曲情况下，我们重点研究弯曲引起的拉伸、压缩和剪切应力和应变，以及弯曲变形。在这些情况下，术语"载荷"用来表示所有这些力、扭矩和力矩。因此，这些载荷将有不同的单位，例如，拉力、压力和剪切力的单位为牛顿（N），扭矩和力矩的单位为牛顿×米（N·m）。一个实际的材料结构很可能受到由这五种基本载荷中的几种或全部组成的组合载荷的作用。通常，我们对结构施加一定的机械约束，这样我们可以专注于某一种机械载荷下的应力、应变和变形，而忽略其他机械变化，如平移和旋转、运动（线速度和旋转速度）和加速度等。

## 二、应力-应变曲线

应力-应变曲线是以应力和应变为坐标绘制出的表示应力和应变关系的曲线，曲线的横坐标是应变$\varepsilon$，纵坐标是外加的应力$\sigma$。曲线的形状反映材料在外力作用下发生的脆性、塑性、屈曲、断裂等各种形变过程。这种应力-应变曲线（Stress-strain Curve）通常称为工程应力-应变曲线，它与载荷-变形曲线外形相似，但是坐标单位不同。

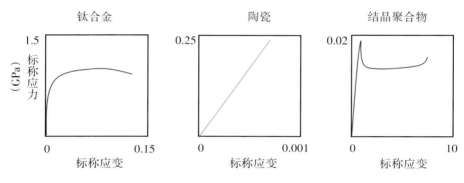

图3-5　钛合金（含6%铝，4%钒）、陶瓷（氧化铝）、
结晶聚合物（高密度聚乙烯）的标称应力-标称应变示意图

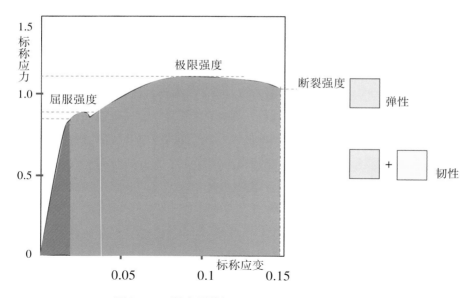

图3-6　延性金属的标称应力-标称应变示意图

图3-6为各向同性延性金属细长杆，在拉伸载荷作用下的典型应力-应变曲线。各向同性材料被认为是一种具有与检测材料的方向无关特性的材料。曲线的线段反映了简化的胡克定律（Hoke's Law）关系。应力和应变之间的比例常数或率被称杨氏模量（Yung Modulus）$e$，又称弹性模量，被用于衡量材料的刚性：

$$e = \frac{\sigma_e}{\varepsilon_e}$$

式中，$\sigma_e$ 是弹性极限下的应力，$\varepsilon_e$ 是弹性极限下的应变，在材料的弹性形变阶段，应力-应变曲线的斜率等于杨氏模量，可表示单位弹性形变所需的应力值，杨氏模量越大，则材料的刚性越强。

在剪应力的情况下，等效的比例常数称为剪切模量 $G$，产生的横向应变（垂直于施加载荷的方向）与应变（平行于施加载荷的方向）的值是材料的另一个弹性特性，俗称泊松比（Poisson's Ratio）$\nu$，其定义为：

$$\nu = -\varepsilon_{横向}/\varepsilon_{纵向}$$

大多数材料的泊松比 $\nu$ 值都是正的，负号用于取正，施加于材料的拉伸力，使其随着外力变长变窄。虽然大多数材料的泊松比都是正的，但也存在较少材料的泊松比是负值，这种材料被称为辅助材料。一般来说，这种类型的材料是低密度的蜂窝材料，其孔隙在施加载荷时能够发生铰链或弯曲，拉伸一块材料会使其变宽变长，而压缩会使其变短变薄。在三个弹性常数 $E$、$G$、$\nu$ 中，只有两个是独立的，因为它们之间存在 $G = \dfrac{E}{2(1+\nu)}$ 的关系。

材料的力学性能表征的是材料的基本性能，因为每种医疗器械都有特定的承载要求。基本力学性能可通过分析应力-应变曲线来确定，该曲线是在机械载荷试验过程中，对载荷和变形的测量获得的。在该试验中，不同模式的力可以施加到试样上，根据材料类别，可获得不同的应力-应变曲线。不同类型的材料可能表现出的不同物理行为，例如线性和非线性弹性形变、完全塑性形变和具有不连续性的塑性形变。

因此，应力-应变曲线代表试样对所施加力的连续响应。在该曲线中发现的最重要的特性之一是杨氏模量（或弹性模量）$E$，其对应于塑性形变区域的斜率。该参数基于胡克定律，该定律指出应变与施加的应力成比例增加：

$$E = \frac{\sigma}{\varepsilon}$$

弹性模量是材料刚度的指标，$E$值越大，越难产生变形。这种计算方法假定试样横截面积的值是恒定的，是最为理想的状态，因此该曲线被称为标称应力-应变曲线。然而在试验过程中，试样的横截面积是变化的，Ratner等人构建了真实的应力-应变曲线。曲线下的区域，直到屈服点，对应于弹性模量$U_r$，达到断裂点时，它被称为韧性模量$U_t$。这个量级代表了使材料变形所需的能量，通常以牛顿每米为单位。$U_r$和$U_t$这两个参数分别是塑性形变区和断裂时吸收能量的指标。尽管加载应力测试提供了关于材料机械性能的详细信息，但它的主要缺点是对样品具有破坏性。近年来，人们致力于寻找非破坏性的替代机械测试方法。超声技术被认为是一个极具吸引力的选择，因为这种方法允许通过使用超声波传播来精确测量弹性常数和刚度系数，而不会对样品造成破坏。

三、弹性形变和塑性形变

在外力的作用下，物体发生形变，当外力撤去后，物体能恢复原状，则这样的形变叫作弹性形变（Elastic Deformation）。此时对与它接触的物体会产生力的作用，这种力叫作弹力（Elastic Force）。在外力的作用下，物体发生形变，当外力撤去后，物体不能恢复原状，则这样的形变叫作塑性形变（Plastic Deformation）。因物体受力情况不同，在弹性限度内，弹性形变有五种基本类型：拉伸、压缩、剪切、扭转和弯曲。

在研究材料的力学性能时，线性关系和非线性关系、弹性行为和塑性行为等术语是经常需要鉴别的，我们往往错误地将线性关系与弹性行为联系起来，将非线性关系与塑性行为联系起来。"线性"和"非线性"经常用来指两个变量之间的关系，如在绘制载荷-位移曲线或在应力-应变曲线中，当这些关系是直线时，我们称它们为线性，当它们是曲线时，我们称它们为非线性。然而，术语"弹性"和"塑性"指的是材料的变形行为，特别是在去除载荷后恢复原形状的能力。当一种材料在去除载荷后可以恢复原状，形变消除，我们称其为弹性形变，如果材料不能恢复原状，我们称之为塑性形变。线性关系和非线性关系不一定总是与弹性行为和塑性行为相关联。通常，这些术语经常被组合起来描述某种力学性能。

例如，一种材料可以表现出线性或非线性载荷和位移之间关系的弹性行为。线弹性行为是指载荷-位移曲线为直线（即线性），加载和卸载曲线相同，当施加的载荷被移除时，位移消失（即弹性）。非线性弹性行为描述了一个弯曲的载荷-位移关系，但载荷引起的位移在载荷移除后将消失。材料的线弹性行为通常发生在加载阶段的开始，此时诱导位移非常小。当位移略有增加时，材料表现出非线性的弹性的特性。这种行为有时被称为几何非线性。当位移进一步增大时，材料将达到弹性屈服区，此时材料仍表现出弹性行为，但刚度降低。随着位移的持续增加，材料将进入塑性屈服区，在此区域内，位移或变形将继续增加，而不需要进一步增加载荷。根据载荷-位移曲线，将载荷除以截面面积，位移除以长度，推导出相应的应力-应变曲线。它通过最小化几何相关的影响，从纯材料的角度展示了不同的力学性能。当材料具有弹性时，在线性和非线性两种情况下，应力-应变曲线通常表现为直线关系，斜率为常数$E_1$。当应力达到其弹性屈服点$\sigma_y$时，随着$E_2$斜率的减小，材料的弹性性能开始下降，$E_2 < E_1$。随着材料的应变进一步增加，材料达到塑性屈服点$\sigma_p$之后完全塑性形变会发生，材料受到的应力将保持不变，直到材料断裂。

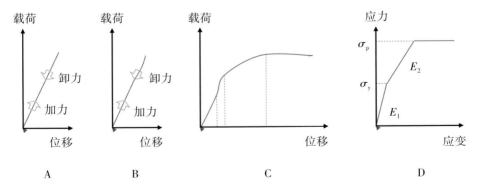

图3-7　A线性弹性载荷-位移曲线示例；B非线性弹性载荷-位移曲线示例；C线性弹性、非线性弹性、弹性屈服和塑性屈服行为载荷-位移曲线示例；D线性弹性、非线性弹性、弹性屈服和塑性屈服行为应力-应变曲线示例

因此，如果材料在破裂时没有产生塑性形变，这意味着材料是易碎的；如果材料在破裂时具有高度的塑性形变，这意味着材料是可延展的。

四、回弹性和韧性

回弹性（Resilience）是对单位体积受力材料所能储存的弹性能量的度量。它对应于应力–应变图曲线下方的区域，从零应变一直延伸到样品产生的应变：

$$U_r = \int_0^\varepsilon \sigma d\varepsilon$$

如果应力–应变关系直到屈服应变都是线性的（陶瓷材料较为典型，对于许多金属和聚合物来说是近似的），则应力–应变图曲线下的相应区域是三角形的，并且前面方程中的积分简化为：

$$U_r = \frac{1}{2}\sigma_y \varepsilon_y = \frac{\sigma_y^2}{2E}$$

对于需要具有弹性性能的材料，即吸收和返还大量能量的材料，弹性是一个重要的考虑因素。例如用于肌腱和韧带的替代材料，以及用于足弓重建或支撑的材料等。

韧性（Toughness）是单位体积的材料变形到其破裂点所需能量的量度。因此，该定义类似于用于弹性的定义，除了我们现在考虑应力–应变图曲线下的整个区域，从零应变一直延伸到样品断裂的应变：

$$U_{break} = \int_0^\varepsilon \sigma d\varepsilon$$

羟基磷灰石、氧化铝和生物玻璃等，通常表现出高硬度和最高的弹性模量，它们的强共价键或离子键由高电负性差异产生，然而，在施加拉伸载荷过程中，在发生任何塑性形变之前，它们是易碎的和断裂的。这种脆性断裂过程包括通过材料横截面产生和传播裂纹，当这些裂纹出现时，陶瓷材料抵抗断裂的能力是用断裂韧性来衡量的。

五、材料失效

当承受应力的材料不再发挥其抵抗应力的功能时，材料就会失效（Failure）。对于必须避免永久变形的材料，失效等同于超过屈服应力，因此，屈服应力代表在这些情况下材料强度的估计值。对于产生永久变形的材料，当材料出现明显的"颈部收缩（Neck Constriction）"时，可以认为发生了失效。颈部的作用是将负荷集中在较小的区域，因此，样品能够承受的载荷减小。在标称应力–标称应变图中，应力指的是样品的原始承重区域，额外变形所需的应力会降低。因此，收缩的开始对应于标称应力对标称应变图中的最大值，定义了材料的极限抗拉强度（UTS）或简单的抗拉强度。真实应力对真实应变图没有相应的最大值，因为应力在收缩开始后继续上升，应力值是通过将施加的载荷除以颈部实际的横截面获得的。在标称应力对标称应变和真实应力对真实应变的图上，在材料实际断裂的点可以定义为断裂强度，然而，要实际达到这一点，至少对大多数金属来说，必须首先达到材料的抗拉强度，而抗拉强度代表金属能够承受的实际可测量的最大应力。另一方面，陶瓷通常在屈服前达到其断裂应力。因此，材料的强度部分取决于所使用的失效定义：塑性形变的开始、收缩的开始或断裂的实际发生。这也取决于测试使用的条件。拉伸试验中使用的应变率会影响达到的最大应力，这取决于微观结构重新排列以适应施加的载荷的能力。在很长一段时间内，即使应力低于材料常规测量的屈服强度，也足以导致材料逐渐伸长和最终产生蠕变而失效。

六、疲劳和蠕变

断裂韧性和疲劳强度虽然表面上相似，但它们指的是不同的性能。断裂韧性是材料抵抗裂纹扩展能力的一种度量。其形式为锐裂纹的临界应力强度因子（KIC），裂纹的扩展突然变得迅速和无限。当材料受到重复或循环载荷时，裂纹的产生和扩展可能导致断裂过程。裂纹在循环应力作用下的萌生和扩展过程称为疲劳（fatigue）。引起疲劳失效所需的应力通常称为疲劳强度（Fatigue Strength）。通常，疲劳强度远低于材料的屈服强度或极限强度，但材料的最终断裂需要数百万次循环加载，在此过程中局部损伤累积，导致裂纹的萌生和扩展。

疲劳强度的评估通常是通过对一个材料样品进行循环加载试验，计算直到破坏产生的循环次数，并将应力（$S$）与破坏产生的循环次数（$N$）的对数绘制在所谓的 $S$–$N$ 曲线中。

当应力值低于屈服强度时，固体材料在保持应力恒定的条件下，应变随时间延长而增加，这种现象被称为蠕变（Creep）。因此，蠕变试验，即施加固定载荷，同时监测应变，直到样品断裂。检测蠕变对于需要长预计使用寿命的材料非常重要，许多植入物就是这种情况。类似地，在使用过程中承受循环载荷模式的材料，可能会在比常规应力应变测试中触发失效所需的载荷更小，即发生疲劳失效。在这种情况下，需要进行试验来确定平均载荷、最大载荷和最小载荷以及导致失效的载荷循环次数之间的关系。

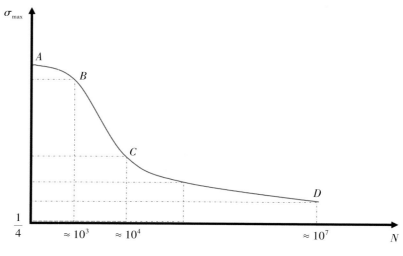

图3-9　材料疲劳曲线

### 七、硬度

材料局部抵抗硬物压入其表面的能力称为硬度（Hardness）。硬度是比较各种材料软硬程度的指标。材料硬度的测量方法有：表面压入法、表面划痕法和回弹法。表面压入法是通过向与材料表面接触的几何形状通常为锥形或球形的小压头施加已知的载荷，并持续一定的时间来测量硬度的。测量所得压痕的尺寸与实验条件一起用于在相对尺度的标准上评定材料的硬度。并且由不同学者用不同形状、大小的压头来测试材料的硬度，因此，用于表征材料硬度又可以分为洛氏硬度、布氏硬度、显微硬度、维氏硬度、努氏硬度、邵氏硬度等，分别适用于测量不同类型的材料。在给定的一组条件下，软材料上的压痕比硬材料上的压痕大。因此人们开发了一种衡量材料抵抗塑性形变程度的方法，而用于表征材料的塑性形变是压缩强度和拉伸强度，可以根据经验开发校准图表，用于将硬度测量值转换为抗压强度值和抗拉强度值，这类硬度测试法相对简单和便宜，并且测试是非破坏性的。表面划痕硬度测量法主要用于比较不同矿物的软硬程度，方法是选一根一端硬一端软的棒，将被测材料沿棒划过，根据出现划痕的位置确定被测材料的软硬。定性地说，硬物体划出的划痕长，软物体划出的划痕短。回弹硬度测量法主要用于金属材料，方法是使一特制的小锤从一定高度自由下落冲击被测材料的试样，通过小锤的回跳高度，判定试样在冲击过程中储存应变能的多少，确定材料的硬度。

医学材料（如陶瓷、金属、聚合物或复合材料）根据其类型表现出不同的典型机械性能。弹性模量和强度的差异是不同原子结合的结果，需要一定的能量才能使键断裂，因此，结合越强，需要更多的能量来破坏它，导致更高的材料强度或刚度。

八、延展性

延展性可分为延性和展性（Ductility and Malleability），用伸长率表示。通常情况下，当伸长率小于5%时，材料被认为是易碎的。随着施加于材料应力的增加，材料可能会不再发生弹性形变，此后发生塑性形变。这通常发生在韧性金属和聚合物中，极少发生在陶瓷等脆性材料中。与给定应力相关的塑性形变量可以通过从应力-应变曲线上特定的点开始，作出与曲线相切的直线，并标记这条切线与横轴相交的点来确定，从原点到交点的水平距离是塑性应变的量度。破坏材料所需的塑性应变值决定了材料的延展性。偏离线性应力-应变关系的应力称为比例极限。准确地确定比例极限极其困难，因此，屈服强度是更实际的确定塑性形变的指标，屈服强度是出现明显塑性应变的应力。对于无明显屈服现象出现的金属材料，规定以产生0.2%残余变形的应力值作为其屈服极限（称为条件屈服极限或屈服强度）。尽管在聚合物中它可能高得多，并且从弹性行为到塑性行为的转变可能难以确定。当施加的应力超过聚合物的屈服应力时，在应力-应变图中经常显示明显的屈服下降。屈服下降的发生是因为聚合物链式结构在初始变形过程中变得部分对齐，从而允许链式结构更容易产生相对运动，并降低材料进一步变形所需的应力。然后，随着变形的继续，链式结构变直并延伸，几乎不需要增加应力。最终，链式结构相对运动的机会以及额外延伸的能力被耗尽，然后应力-应变曲线急剧上升。

金属合金，如钴铬合金和钛合金，通常表现出高弹性模量和高拉伸强度，而纯金属如钛和不锈钢等通常表现出较低的强度。金属材料常常是具有延展性的，它们的金属键在原子间具有很小的电负性差异。

九、耐磨性能

当两个物体沿接触面的切线方向运动或有相对运动的趋势时，在两物体的接触面之间存在阻碍它们相对运动的作用力，这种力叫摩擦力（Frictional Force）。接触面之间的这种现象或特性叫"摩擦"。在摩擦过程中相互接触的表面材料逐渐损失，称为磨损或磨耗。材料的耐磨损性能，用磨耗量或耐磨指数表示，耐磨性（Wear Resistance）又称耐磨耗性。

磨损是医学材料领域常见的现象，造成这一现象多有物理、化学和机械方面的原因，主要有磨粒磨损、黏着磨损（胶合）、疲劳磨损（点蚀）、腐蚀磨损等，是造成材料和能源损失的一个重要原因。

耐磨性的测定法有失重法、尺寸变化测量法、表面形貌测定法、刻痕法、同位素测定法等。

由于材料和试验条件各不相同，可用磨耗指数表示或由用磨耗试验机在规定条件下进行试验所测得的材料减量（g/cm²）或其倒数表示，耐磨性是摩擦磨耗试验中的一个测量参量。材料的耐磨性常用磨损率$G$表示，其计算公式为：

$$G = \frac{m_1 - m_2}{A}$$

式中，$G$为材料的磨损率，单位是$g/cm^2$；$m_1 - m_2$为材料磨损后的质量损失，单位为g；$A$为材料试件受磨损面积，单位为$cm^2$。材料的磨损率$G$值越低，表明该材料的耐磨性越好。

此外，还广泛使用相对耐磨性的概念，相对耐磨性的系数亦称磨损系数，相对耐磨性$\varepsilon$可表示为：

$$\varepsilon = \frac{M_1}{M_2}$$

式中，$\varepsilon$为相对耐磨性；$M_1$为标准试样的磨损量；$M_2$为被测试样的磨损量。

　　金属被广泛应用于医疗领域的各种内部支撑结构和生物组织置换结构，例如关节置换、矫形固定和支架等。主要用于医学的金属和合金包括不锈钢、钴合金和钛合金等。金属医学材料的使用寿命取决于其耐磨性。植入物耐磨性的降低导致不相容的金属离子释放到体内，使植入物松动。此外，由于磨损碎片在组织中的沉积，可能会发生一些反应。因此，开发具有高耐磨性的医学材料对于确保医学材料的预期寿命至关重要。

　　所有医学材料都需要满足多种标准，如足够的强度、高耐腐蚀性、高生物黏附性、高生物功能性、高生物相容性、高耐磨性和低摩擦性等。然而，迄今为止已经开发的各种医学材料并不能满足上述所有要求。磨损和腐蚀是植入材料失效的主要原因之一。摩擦现象在医学材料服役的下述情况中存在：心脏瓣膜、骨折修复中的钢板和螺钉、人工心脏泵、胸膜表面和心包的润滑等。磨损是控制和决定金属医学材料长期临床性能的主要因素。因此，材料应具有高耐磨性，并在与身体组织滑动时表现出低摩擦系数。摩擦系数的增加或耐磨性的降低会导致植入物松动。此外，产生的磨损碎屑会引起炎症，对支持植入物的骨骼具有破坏性。骨结合（Synosteosis）最初被定义为"有序的活骨和承载植入物表面之间的直接结构和功能连接"，植入骨内的材料应达到骨结合，使材料稳定、持续地传导应力，并分散在骨组织中。植入材料表面的粗糙度、化学性质和形貌在良好的骨结合中起主要作用。

　　添加其他元素可能引起材料耐磨性能的变化，例如，在钛合金中添加铌可增强这些合金的耐磨性，并略微增加摩擦系数，这主要是因为合金的硬度增加。同时，观察到合金的热处理可形成氧化颗粒，进一步增加耐磨性。为提高金属医学材料的耐磨性，除了可以利用各种加工技术以及改良成分外，还可以利用一些表面改性技术。离子注入（物理沉积）是目前常用的显著改变材料近表面物理性质和/或化学性质的简单技术，其中相应的离子以电离粒子束嵌入材料表面。据报道，这种技术可以改善 Ti-6Al-4V 和 $Co_{28}Cr_6Mo$ 合金的磨损性能。渗氮（一种热化学表面处理）已被用于增加 Ti-6Al-4V 合金的干磨损阻力。渗碳和渗硼技术用于提高表面硬度，从而提高耐磨性。等离子喷涂还被用于增强少数医学材料的耐磨性。

## 第三节 》》》
## 表面性质

　　大多医学材料仅通过表面与外界接触，产生材料和组织的"界面"。表面性能（Surface Properties）是医学材料最重要的性质之一，它将决定植入的材料与周围组织或流体可能发生的相互作用。驻留在表面的原子具有独特的组织反应性，并参与大多数生物反应，如蛋白质吸附、细胞黏附、细胞生长等。许多参数用于描述表面性能：润湿性、表面张力和表面能等。

### 一、润湿性

　　润湿性（Wettability）是指一种液体在一种固体表面铺展的能力或趋势。由于物质表层的分子和它内部分子的状态不同，表层分子的能量要比它内部分子的能量高。当固体物质与液体物质接触时，一旦形成界面，就会产生吸附现象使表面能降低，使得液体物质在固体物质表面形成铺开的现象。这种液体在固体表面铺开的现象称为润湿（Wetting），又称浸润，是在固体表面上，一种液体取代另一种与之不混溶的流体的现象，则液体在固体表面铺开的性质被称为液体对固体的润湿性。

　　在对材料的评判过程中，通常用接触角来衡量材料表面的润湿性强弱，即材料表面亲水或疏水的程度。当气泡或水滴在固体表面附着时，一般认为接触处产生三相接触，并将这条接触线称为"三相润湿周边"。在接触过程中，润湿周边是可以移动的，或变大或缩小。当变化停止时，表明该周边三相界面的表面张力已达到平衡，在此条件下，在润湿周边上任意一点处，液气界面的切线与固液界面切线之间的夹角称为平衡接触角，简称接触角（Contact Angle），用 $\theta$ 表示。

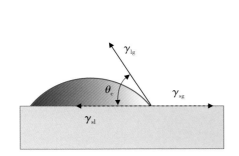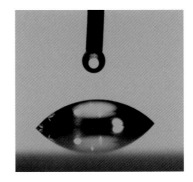

图3-9　接触角

润湿性一般用接触角来衡量，当固-液-气三相界面张力平衡时，由 Young's 方程得：$\sigma_{sg} - \sigma_{sl} - \sigma_{lg}\cos\theta = 0$，可推导出如下润湿的基本方程，亦称润湿方程：

$$\cos\theta = \frac{\sigma_{sg} - \sigma_{sl}}{\sigma_{lg}}$$

式中，$\theta$ 为界面接触角；$\sigma_{sg}$ 为固气接触面；$\sigma_{sl}$ 为固液接触面；$\sigma_{lg}$ 为液气接触面。

该公式表明平衡接触角 $\theta$ 是三相界面表面张力的函数，它不仅与固体的表面性质有关，也与气液界面的性质有关。$\cos\theta$ 称为固体表面的"润湿性"，通过测定接触角，可以对固体的润湿性和可浮性做出大致的评价。接触角最小为 0°，最大为 180°。接触角越小，则固体的润湿性越好。

$\theta = 0$ 时，又称完全润湿，液体完全润湿固体表面，液体在固体表面完全铺展；

$0 < \theta < 90°$ 时，液体可润湿固体，且 $\theta$ 越小，润湿性越好；

$90° < \theta < 180°$ 时，液体不能润湿固体；

$\theta = 180°$ 时，完全不润湿，液体在固体表面凝聚成球状。

从能量角度来考虑，可用黏附功（Adhesion Work）来衡量某些材料的润湿程度和结合强度：

$$W_a = \sigma_{sg} - \sigma_{sl} + \sigma_{lg} = （1 + \cos\theta）\sigma_{lg}$$

黏附功 $W_a$ 可理解为将某种已经结合界面分解为两个表面所需的能量，$\theta$ 越大，$W_a$ 值越小，结合强度就越弱。此外，还可以用 Chatain 等人提出的方法计算黏附功。

根据材料之间的结合情况，可以将润湿过程分为非反应性润湿和反应性润湿。其中，非反应性润湿是指界面润湿过程中不发生化学反应，润湿过程的驱动力仅仅是扩散力及范德华力，一般此类润湿过程速度快，在极短的时间内就能达到平衡，且温度和保温时间对润湿性影响不大。同时，非反应性润湿体现出对材料体系成分的不敏感性。例如，在烤瓷牙冠材料制作过程中，由于伴随着不同程度的界面化学反应，反应性润湿过程中，液态金属的表面张力并不是影响液态金属在陶瓷表面润湿性的主要参数，润湿作用主要是通过界面反应形成界面反应产物来实现的，此界面产物的生成使润湿过程在一个具有更优良润湿性能的中间层上进行，极大地改善了润湿效果。反应性润湿过程时间较长，一般随着时间的延长，润湿的接触角减小。此外，反应性润湿随着合金元素的加入及温度的提高而黏附功增大，润湿性提高。

将陶瓷与金属复合在一起，可制取兼有金属材料良好延展性、导热性以及陶瓷材料良好耐热性、耐磨性等的高性能复合材料。材料润湿性的测量方法有座滴法、微滴法、浸入法、毛细压力法等。

传统的测量材料润湿性的方法是座滴法，该方法也是现今使用最为广泛的实验方法。对于金属-陶瓷复合材料，测量的原理是根据 Young's 方程将金属置于陶瓷基板表面熔化，通过观察摄像，在照片或投影屏上测出接触角，也可以在金属冷凝后测量接触角和液滴形状。座滴法一般试验条件为 400～2000℃。该方法方便快捷，数据精确，一般误差在 ±1°。更重要的是该方法能动态地观察金属液滴在陶瓷表面的熔化和铺展过程。接触角的测量方法有：（1）直接测量法；（2）量取液滴形状尺寸，通过 Laplace 方程来计算接触角 $\theta$，该方法计算烦琐，只适合于 $\theta$ 较大的情况；（3）曲线拟合法，量取夹角附近曲线的坐标值，用曲线拟合外推至三相交叉点，再计算

$\theta$，由此获得的计算值精度较高。由于座滴法在测量过程中受实验条件的影响较大，严格控制实验条件是获得精确结果的关键。

由于座滴法对易氧化金属及存在界面反应体系的润湿性测量精度不高，Ferro等人发展了微滴法用来测量易氧化的金属及存在界面反应体系的润湿性。通过蒸发和溅射一层金属到陶瓷基底表面上，在真空下加热这层金属，熔化后在陶瓷表面上形成微滴，再测量接触角。这种方法由于避免了氧化膜层对接触角的影响，故而测得的接触角是比较精确的。但是此法难以测量动态的接触角。

浸入法是通过在金属液体中浸入陶瓷制成的圆盘或圆柱，测量陶瓷的质量，记录接近陶瓷边缘的弯曲面的形状，测量$\sigma_{ls}$和$\theta$，从而测出润湿性，但它对实验条件要求比较苛刻，一些研究者对这种方法进行了改进，使在测量润湿角的同时也可测定黏附功。此法虽然比较精确，但测量装置比较复杂，对实验条件要求也更为严格。

其他实验方法中，最大气泡法用于室温到1000℃，在难熔金属体系中则无法测量。悬滴法对熔铸金属特别适用，但是也存在一些缺陷：由于暴露在空气中，金属液面的氧化阻止了润湿过程。毛细压力法是通过金属液体在陶瓷中的渗透来测定润湿性的，但压力的测定比较困难。其中浸入法和毛细压力法广泛用于测量纤维状、颗粒状陶瓷与金属的润湿性，通过测定出临界浸渗压力来求润湿角或黏附功。

固体表面的润湿性主要由界面层原子或原子团的性质决定，因此，对固体而言，其润湿性将随固液两相组成与性质不同而出现很大变化，对于施加化学药剂，例如表面活性剂、聚合物、除垢剂、防腐剂等之后的固体，其润湿性将与固体基材性质无关，主要取决于改性剂和液相的性质。目前常用的改善润湿性的主要技术有应用润湿涂层、表面预处理、添加其他元素或成分、超声处理、改良制作工艺等。

二、表面张力

水等液体会产生使表面尽可能缩小的力，这个力称为表面张力（Surface Tension）。表面张力是指液体内部分子的吸引力，使表面上的分子处于向内的一种力作用下。这种力使液体尽量缩小，在其表面形成平行于表面的力；或者说是液体表面相邻两部分间单位长度内的相互牵引力，它是分子力的一种表现。表面张力的单位是 N/m。表面张力的大小与液体的性质、纯度和温度有关。液体具有内聚性和吸附性，这两者都是分子引力的表现形式。内聚性使液体能抵抗拉伸引力，而吸附性则使液体可以黏附在其他物体上面。

在液体和气体的分界处，即液体表面及两种不能混合的液体之间的界面处，由于分子之间的吸引力，产生了极其微小的拉力。假想在表面处存在一个薄膜层，它承受着此表面的拉伸力，液体的这一拉力称为表面张力。

由于表面张力仅在液体自由表面或两种不能混合的液体之间的界面处存在，一般用表面张力系数 $\sigma$ 来衡量其大小。$\sigma$ 表示表面上单位长度所受拉力的数值，单位为 N/m。各种液体的表面张力涵盖范围很广，其数值随温度的增大而略有降低。

液体的表面张力，是液体本身的一种性质，由液体本身决定。无机液体的表面张力比有机液体的表面张力大得多，也就是说液体的表面张力与液体的种类有关。水的表面张力为 72.8 mN/m（20℃），有机液体的表面张力都小于水的表面张力，含 N、O 等元素有机液体的表面张力较大，含 F、Si 液体的表面张力最小。水溶液中如果含有无机盐，表面张力则比水的表面张力大。

为分析表面张力的大小可在液体表面上画出一个任意的面积元。设此面积元的每个边长都是 $l_0$，表面其他部分垂直作用在每一边上的张力为 $F$，于是表面张力 $\sigma$ 为：

$$\Sigma = \frac{F}{l_0}$$

表面张力垂直于此面积元的周边，其大小以 N/m 来表示。

在室温下，大部分液体的表面张力在 0.02～0.04 N/m 范围以内，但也有大于此数的，如水的表面张力为 0.072 N/m；水银的表面张力为 0.47 N/m。液态金属的表面张力都比较大，如 1131℃液态铜的表面张力为 1.1 N/m。一些在常温下为气态的元素，在低温下处于液态时，表面张力却很小，如 4.3 K 液氦的表面张力仅有 $9.8 \times 10^{-5}$ N/m，温度为 90.2 K 液氢的表面张力为 $2 \times 10^{-4}$ N/m。理论分析还指出，对于同一种液体，温度升高，表面张力减小。

　　表面张力的方向与液面相切，并与液面的任何两部分分界线垂直。表面张力与液体的性质和温度有关。一般情况下，温度越高，表面张力就越小。另外，杂质也会明显地改变液体的表面张力，比如洁净的水有很大的表面张力，而沾有肥皂液的水的表面张力就比较小，也就是说，洁净水表面具有更大的收缩趋势。

　　三、表面能

　　表面能（Surface Energy）的一个定义是表面粒子相对于内部粒子的能量。表面能是在制造材料表面时分子间化学键破坏的一种量度。在固体物理学理论中，物质表面的原子比物质内部的原子具有更多的能量。因此，根据能量最低原理（Lowest Energy Principle），一个系统总是要自发调整，使系统的总能量达到最低，保持稳定的平衡状态，因此，原子会自发地倾向于物质内部而不是表面。

　　表面能的另一个定义是材料表面相对于材料内部的过剩能量。表面能是物质在恒温、恒压、恒组分条件下可逆地增加表面积的非体积功。把固体材料分解成小块需要分解其中的化学键，因而消耗能量。如果分解过程是可逆的，将材料分解成小块所需的能量等于小块材料表面增加的能量，即表面能增加。但事实上，只有在真空中刚刚形成的表面才符合上述能量守恒定律。由于新形成的表面非常不稳定，它们通过表面原子的复合和相互反应，或周围其他分子或原子的吸附来降低表面能。也可以理解，由于表面原子向外的键能没有得到补偿，因此表面粒子比内部粒子有额外的势能，称为表面能。表面张力乘比表面积就是表面能。表面张力越大，比表面积越大，表面能越大。物体表面积变化引起的内能变化，液体单位面积的表面能值和表面张力是相同的，但固体的情况是不一样的，只是它们的物理意义不同。

　　物质的表面有表面张力，在恒温恒压下，需要功可逆地增加表面积，因为所需的功等于物体自由能的增加，而这种增加是由于系统表面积的增加，它被称为表面自由能或表面能。

　　物体表面的粒子和内部的粒子处于不同的环境中，因此它们具有不同的能量。例如，在液体中，每个离子都被相邻的粒子均匀地包围着，因此来自不同方向的引力相互抵消，处于力平衡状态。液体表面的粒子是不同的。液体的外面是气体，气体的密度比液体的密度小。因此，表面离子较少受到气体分子的吸引，而更多地受到液体内部粒子的吸引，从而使它们在向内和向外的方向上受到的力是不平衡的。这样，表面分子就受到了向液体内部的拉力，因此液体表面往往会自动收缩到最小值。

如果液体中的粒子要迁移到表面，就必须克服向内的拉力做功。当这些迁移的粒子形成一个新的表面时，所消耗的这部分功被转化为表面粒子的势能，从而增加了系统的总能量。表面粒子比内部粒子拥有更多的能量，这种能量称为表面能。

在液、气两相界面上不仅存在表面能，而且存在界面能。在胶体分散体系中，分散的粒子具有较大的总表面积，因此具有较大的表面能。表面能表明表面键的不满足程度，它产生了一个力场，将原子吸引到内部。换句话说，当材料表面有多余的能量时，就会发生吸附，原子和分子被吸附在表面以达到其热力学稳定状态。例如，陶瓷和金属具有较大的表面能，而聚合物具有较小的表面能。

四、毛细现象

毛细作用是液体表面对固体表面的吸引。当毛细管插入渗透液中时，管内液位高于管外液位。当毛细管插入非渗透性液体时，管内液体下降，低于管外液位。这种现象称为毛细管现象（Capillarity）。例如，当小玻璃管插入水中时，水在管内上升到一定高度并停止，但当小玻璃管插入水银中时，水银会在管内下降到一定高度。渗透液在管内上升和非渗透液在管内下降的现象称为毛细现象。能产生明显毛细现象的管称为毛细管。

毛细现象中液体的升降高度可由下列公式确定：$h = \dfrac{2\sigma\cos\theta}{\rho g r}$，式中，$r$ 是管的半径，$\rho$ 是液体的密度，$\theta$ 是液位和管壁之间的角度，这取决于液体和气体的类型、管壁的材料等。

在临床实践中，常见的应用有采血毛细管、薄板层析、毛细管电泳等。毛细管电泳是以毛细管为通道，以高压直流电场为动力，利用样品中各组分之间电泳淌度或分配行为的差异而实现分离的一类液相分离的分析技术，兼具电泳和色谱技术的优点，可用于血液样品分析、尿样分析、脑脊液分析等。

五、表面分析技术

材料的表面具有五种特点：（1）表面具有独特的反应性；（2）表面不可避免地不同于主体；（3）构成表面区域的物质质量很小；（4）表面容易污染；（5）表面分子可以表现出相当大的流动性。

在开发生物医学植入装置和新型医学材料时，研究表面特性以及表面与周围环境之间可能的相互作用是关键。材料的表面反应取决于它们所处的生物环境，具体的物理、化学条件决定了反应的类型。反应性、吸附性、氧化性、表面化学反应和润湿性是表面性能研究中的主要方面，描述的参数越多，医学材料的表面分析就越完整。为此采用了许多技术，每种技术都具有不同的空间分辨率和灵敏度。表3-1为一些常见的表面分析技术。

表3-1　常见表面分析技术

| 方法 | 原理 | 空间分辨率 | 分析灵敏度 |
|---|---|---|---|
| 接触角 | 根据表面的液体润湿,估计表面的能量 | 1 mm | 取决于材料的化学成分 |
| 扫描电子显微镜(SEM) | 由聚焦电子束引起的二次电子发射形成空间成像 | 通常为40 Å | 高,但不是定量的 |
| 扫描力显微镜(SFM)/原子力显微镜(AFM) | 通过机械探针精确的运动接触或感觉进行表面分析 | 1 Å | 单个原子水平 |
| 用于化学分析的电子光谱学(ESCA)或XPS | X射线诱发特定能量的电子发射 | 10 ~ 150 μm | 0.1%原子 |
| 二次离子质谱(SIMS) | 分析从材料表面溅射出离子流 | 100 Å | 非常高 |
| 衰减全反射红外(AT-IR) | 吸收红外辐射,并激发分子振动 | 10 μm | 1%物质的量 |
| 表面基质辅助激光解吸电离质谱(MALDI-MS) | 吸收激光能量,产生离子并使分析物的分子质子化(去质子化) | >25 μm | 很高,但不是定量的。适用于脱氧核糖核酸、蛋白质和有机分子 |

续表3-1

| 方法 | 原理 | 空间分辨率 | 分析灵敏度 |
|---|---|---|---|
| 拉曼光谱学 | 用单色激光束照射样品,产生散射光,与非弹性散射进行比较,并产生拉曼光谱 | 1 μm | 高;可以通过使用诸如银或金的金属来增强(表面增强拉曼散射SERS) |

　　X射线光电子能谱（XPS）是固体医学材料表面化学分析中应用最广泛的技术，因为它非常简单和灵活。拉曼光谱也是一种极其方便的工具，它是最重要的光谱技术之一。二次离子质谱是一种非常敏感的技术，在元素和分子含量的半导体分析中很受欢迎，它可以是静态的，也可以是动态的。接触角直接测量表面润湿性，间接探测表面能、粗糙度、不均匀性、污染和分子迁移率。测量的参数越多，就越能总结出表面的完整描述。实验测试过程中，由于我们无法确定在每种情况下哪种表面因素占主导地位，因而需要控制变量，进行独立测量和关联。

## 第四节 »»»
## 化学性能

　　医学材料的化学性能（Chemical Properties）很大程度上影响其在生物环境中的作用，理想的医学材料应当具有良好的化学稳定性（Chemical Stability）：耐腐蚀、难溶解、弱吸附、耐老化等，同时，我们也可以利用在机体发生一些特殊化学反应的材料，使之与材料的使用目的相适应。

一、腐蚀

腐蚀（Corrosion）是指材料在周围介质（如水、酸、碱、盐等）的作用下产生损耗与破坏的过程。在医学材料领域，金属腐蚀是指在周围介质的化学或电化学作用下，并且经常是在和物理、机械或生物学因素的共同作用下产生的破坏。根据腐蚀过程，一般可将金属的腐蚀分为两类，即化学腐蚀（Chemical Corrosion）和电化学腐蚀（Electrochemical Corrosion），化学腐蚀又称干腐蚀（Dry Corrosion），电化学腐蚀在前文材料的物理性能中已介绍。

金属在干燥的气体和非电解质溶液中，发生化学反应所引起的腐蚀叫作化学腐蚀。化学腐蚀的产物存在于金属的表面，这个过程中没有电流产生。

如果化学腐蚀所产生的物质结构稳定，不易挥发和溶解，且有良好的生物相容性，与医学材料和周围组织稳定结合，那么这层腐蚀产物附着在金属表面上，对材料本身可以起到保护的作用，称之为钝化作用（Inactivation）。如果化学腐蚀所生成的化合物不稳定，即易挥发或溶解，或与金属结合不牢固，则产物就会溶解脱落，甚至加快腐蚀的进程，不能产生保护作用，称之为活化作用（Activation）。

金属材料腐蚀的影响因素有：湿度、温度、氧含量以及表面洁净程度，材料的性质、加工工艺、金属的表面状态等对腐蚀过程也存在不同程度的影响。在机体内材料的腐蚀大多是有害的，应当尽可能避免或减缓材料的腐蚀过程，惰性材料的抗腐蚀机制的研究和涂层技术的应用一定程度上完善着金属的抗腐蚀性能。此外，在一些金属合金植入材料表面，随着体液中酸性物质消耗，材料表面的腐蚀过程逐渐减缓，腐蚀产物沉积而形成一层保护层，使得腐蚀过程受到抑制。

二、溶解

广义上说，超过两种以上物质混合形成一个状态稳定的均匀相的过程，称为溶解（Dissolution）。而狭义的溶解指的是固体、液体或气体间产生物理或化学反应使其成为分子状态的均匀相的过程。溶液并不一定为液体，比如均匀的合金和空气都可以称为"溶液"。当两种物质互溶时，一般把质量大的物质称为溶剂，如果有水参与其中，一般习惯将水称为溶剂。

固体溶质进入溶液后，首先发生分子或离子的扩散，这个过程吸收能量，接着发生水合过程，形成水合离子或水合分子，释放能量，这个过程是化学过程，存在化学键的破坏和形成，总体来说是一种理化过程。当释放的热量大于吸收的热量时，溶液温度就会升高，如NaOH、$H_2SO_4$等溶于水；当释放的热量小于吸收的热量时，溶液温度降低，如$NH_4NO_3$等溶于水；当放出的热量等于吸收的热量时，溶液温度不变，如NaCl、蔗糖等溶于水。对于强电解质，其溶解和电离是同步的，因为离子的扩散就是电离。不过对于弱电解质，其首先扩散成分子，然后在水分子作用下，化学键被破坏而电离成为自由离子。如果是非电解质，那么溶解就是扩散与形成水合分子两个过程了。

在临床实践中，医学材料的过度溶解会影响材料的性能，直至材料被破坏。体内植入材料如人工关节、人工骨、人工韧带、人工心脏瓣膜等，应当避免材料的破坏。相反地，在医学中需要一些可控的、暂时性的材料，在人体内都起到暂时替代作用，最终将被人体降解，并排出体外，如内固定材料、药物缓释材料、引导组织再生材料等，这启发了人们开发高安全性的可降解医学材料。目前备受关注的可降解生物医用材料包括医用高分子材料、生物陶瓷材料、医用复合材料等。

三、吸附

吸附（Adsorption）是指两个不可混合的物质相，固体、液体或气体之间的界面作用，在这个两相界面上，一相的组分得到浓缩，或者两者互相吸附形成界面薄膜。吸附体系由吸附剂及吸附质组成。吸附剂一般是指固体或能够进行吸附的液体，吸附质一般是指能够以分子、原子或离子的形式被吸附的固体、液体或气体。

吸附作用可以分为两种类型：物理吸附以及化学吸附。物理吸附是以分子间作用力为主而产生的吸附，作用较弱，通常形成几个分子层，吸附速度快、能量小、无选择性；而化学吸附中被吸附的原子或分子常被化学键牢牢吸住，作用较强，化学吸附过程有化学键的生成与破坏，吸收或释放出大量能量，一般催化剂都是以这种吸附方式起作用。

目前，临床上有许多具有吸附性医学材料的应用，例如，用生物炭片吸附消化道细菌毒素，以活性炭纤维为主的人造肾脏、肝脏吸附剂，生物固定酶，绷带及除菌医疗卫生用品等。然而在植入材料或药物释放载体的使用中，蛋白质的非特异性吸附是影响材料功能和寿命的严重问题之一。生物传感器使用中，材料的表面吸附会导致检测灵敏度降低甚至检测失准。应当根据临床应用需求的不同，有目的地研究和开发材料。

四、老化

在高分子材料的使用过程中，由于受到热、氧、水、光、微生物、化学介质等环境因素的综合作用，高分子材料的化学组成和微观结构会发生一系列变化，物理性能也会相应改变，如发硬、发黏、变脆、变色、强度降低等，这些现象统称为老化（Maturing）。高分子医学材料的老化对材料的应用影响巨大，尤其在生物学环境中，常导致材料过早失效、产生有毒有害物质等。减缓医学材料老化速度是应用材料目标功能的关键。

材料的老化可分为物理老化和化学老化，其中，物理老化不影响材料的分子结构，而化学老化涉及材料微观结构的改变，主要是由于材料结构或组分具有易引起老化的弱点，如某些高分子材料的不饱和双键、过氧化物、支链、羰基、末端羟基等，同时受到机体温度、pH值、氧含量、酶等因素的作用，加快了老化的进程。

现阶段医用高分子材料种类繁多，较为常见的有树脂、硅橡胶、纤维素等，一般来说，如果高分子材料发生老化会导致材料失去原有的颜色以及光泽，影响外观，同时还可能会导致材料力学性能下降，发生折裂等破坏，影响到材料的功能性。因此，在临床实验前，对高分子材料的老化机制以及防治措施进行针对性分析是非常重要的。

目前，防老化涂层在材料老化防治中的应用较为广泛，此种方法操作简便，只需要在高分子材料的表面覆盖一层保护层，起到阻断外界刺激的作用，同时，防老化涂层往往颜色可选，可提升高分子材料的美观性。另外，也可以尝试将不同性质的高分子材料进行组合应用，从而形成一种新的复合材料，这种复合型高分子材料与单一的高分子材料相比较，往往具有更加丰富的理化性质，提升抗老化性能，但是实际操作中存在一定的难度。

# 第五节 》》》
## 生物学性能

　　生物学环境是指医学材料进入生物系统中，其周围的各种因素，例如体液、细胞、酶、自由基等。医学材料与生物学环境相互作用，受材料自身成分和性质影响，材料的溶解可能改变与其邻近生物学环境的成分、pH值等，生物学环境亦对医学材料产生影响。生物学环境是医学材料能否成功应用的重要因素，在材料的研发和应用过程中，科学评价其生物相容性和生物安全性尤为重要。

　　一、生物学环境

　　生物学环境极其复杂，机体内环境生理、生化反应活跃，对医学材料具有很强的腐蚀性，因而对医学材料提出更为复杂的要求：高稳定性和高性能。

　　内部环境相较于外部环境，一个单独的反应过程受多重平衡系统和广泛系统间相互作用、共同调节。这些反应经有机物作用，如酶的催化，并且其能量来源是偶联反应产生的化学能。几种看似简单的元素：碳、氧、氢、氮，构成了生物学环境成分和结构的复杂性。生物学系统利用有利的元素和成分、排出无用或有害的物质，完成各种生命活动。另外，各个系统之间在局部或整体水平产生相互作用，例如，植入材料在孤立位置上可以在分子水平发生扩散，经血液、淋巴液循环，到达机体各个部位，与机体的其他系统发生相互作用。材料在使用之前，必须经过实验测试，即使是植入动物模型也应如此。尽量充分或部分地模拟再现材料在生物体内可能产生的作用。

二、医学材料引起的宿主反应

将医学材料应用于机体，在电化学、机械等刺激的作用下引发宿主反应，包括局部组织反应和整体反应。以注射、移植等方式植入医学材料，会引起组织的损伤，随之产生一系列的应答反应，最终使得伤口愈合或造成不良后果。

（一）伤口愈合

伤口愈合（Wound Healing）通常包括三个阶段：炎症反应（Inflammatory Response）、肉芽组织产生、修复。

在材料植入初期，发生的以非特异性防御为主的反应称为炎症反应，它不特定地消灭某种病原体，但以同样的方式攻击所有入侵的病原体或植入材料。通常根据病程将炎症反应分为两类：急性炎症和慢性炎症。急性炎症起病急，持续时间短，以渗出为特征，组织周围以粒细胞浸润为主。慢性炎症持续时间较长，数月到数年不等，可由急性炎症迁延而来，常以增生病变为主，其炎症细胞浸润则以巨噬细胞和淋巴细胞为主。

医学材料植入体内一天后，周围单核细胞和巨噬细胞浸润。受创部位成纤维细胞和血管内皮细胞增生，形成了肉芽组织，最早可在材料植入后三至五天出现，肉芽组织的名称来源于它在愈合伤口表面呈现的粉红色及软粒状形貌。它的典型组织学特征是新血管的生成和成纤维细胞的增生。在肉芽组织的形成过程中，一些成纤维细胞具有平滑肌细胞的特征，这些细胞被称作原胶原纤维细胞，肉芽组织在生成过程中可对伤口产生挛缩作用。

最终，医学材料周围组织修复，大致分为两类：周围健康细胞再生，最后完全恢复机体组织原来的结构和功能；或者是由肉芽组织修复，形成瘢痕，不能完全恢复组织原有的结构和功能，表现为纤维化。这两个过程的发生受植入材料性能和植入部位生物学环境的共同作用。

（二）免疫反应与补体系统

医学材料植入后可能引起诸多临床症状，与机体免疫反应和补体系统激活密切相关。机体自身可清除手术中引入的细菌、病毒等病原体，抵御感染而维持体内环境稳定。医学材料引起包括细胞免疫和体液免疫的免疫应答反应。补体级联的活化有经典和旁路两种途径，都会引起C4b和C3b蛋白的沉积。这些分子可被粒细胞上的受体识别，从而活化粒细胞，使其分泌降解酶和有害氧代谢物。级联反应中其他蛋白识别C4b或C3b后，可生成C3和C5转化酶增强应答，并且可分泌潜在的炎症调节因子C5a。C5a可结合PMNs和单核细胞上的特异受体，从而引起多种应答，包括超黏附性、细胞脱颗粒作用、过氧化物的分泌、化学趋向性移动和IL的分泌。体外治疗时细胞受C5a作用，引起嗜中性白细胞减少和有病理后果的心肺现象。C5的另一部分C5b，可形成膜攻击复合体，从而引致细胞溶解和心肺旁道的高溶血。

为使材料具有良好的生物相容性，首先需要弄清这些过程的调节机理，在材料使用中应减弱C3b的亲和性，减少C5a暴露点，促进因子H和I的作用，因此，生物膜可能产生积极作用。考虑到免疫系统对人体健康和疾病防御的重要性，探究医学材料如何引起或减弱免疫应答也是一个重要课题。

（三）超敏反应

异常的、过度或者是失控的免疫反应称为超敏反应（Hypersensitivity），超敏反应主要缘于细胞内部化学物质的释放或者过度的炎症应答。受个体遗传信息及产物的性质、剂量和释放部位等多种因素的影响，难以预测医学材料或其降解、磨损产物引起的免疫反应导致的组织损伤。另外，不同生物体产生的免疫反应各异，动物模型也只能揭示可能因素，并不能解决全部问题。超敏反应分为四类：Ⅰ型超敏反应、Ⅱ型超敏反应、Ⅲ型超敏反应、Ⅳ型超敏反应。

表3-2　各型超敏反应的区别

| 分类 | Ⅰ型超敏反应 | Ⅱ型超敏反应 | Ⅲ型超敏反应 | Ⅳ型超敏反应 |
|---|---|---|---|---|
| 特性 | 速发型超敏反应 | 细胞溶解型超敏反应、细胞毒型超敏反应 | 免疫复合物型超敏反应、血管炎型超敏反应 | 迟发性超敏反应 |
| 抗体 | IgE | IgG、IgM | IgG、IgM | —— |

| 分类 | Ⅰ型超敏反应 | Ⅱ型超敏反应 | Ⅲ型超敏反应 | Ⅳ型超敏反应 |
|---|---|---|---|---|
| 抗原 | 外源性 | 细胞表面 | 可溶性 | 细胞内 |
| 反应时间 | 15～30 min | 数分钟至数小时 | 3～8 h | 48～72 h |
| 介导因素 | 抗体 | 抗体 | 抗体 | 细胞毒性T细胞 |
| 组织学 | 肥大细胞、嗜碱性细胞、嗜酸性细胞 | 抗体和补体 | 中性粒细胞和补体 | 单核细胞和淋巴细胞 |
| 表现 | 风团及潮红 | 细胞溶解与坏死 | 红斑和水肿 | 红斑和硬化 |

　　常见的Ⅰ型超敏反应是过敏性休克，药物引起的药疹，食物引起的过敏性胃肠炎，花粉或尘埃引起的过敏性鼻炎、支气管哮喘等。Ⅱ型超敏反应有异型血引起的输血反应，新生儿溶血反应和药物性溶血性贫血等。属于Ⅲ型超敏反应的疾病有链球菌感染后的部分肾小球肾炎，外源性哮喘等。常见的Ⅳ型超敏反应类型是化学药品（例如染料）与皮肤蛋白结合或改变其组成，成为抗原，能使T细胞致敏。再次接触该抗原后，T细胞便成为杀伤细胞或释放淋巴因子引起接触性皮炎。另一个类型称为传染性变态反应，是由某些病原体作为抗原性刺激引起的，见于结核病、梅毒等。此外，器官移植的排斥反应、接种疫苗后的脑脊髓炎、某些自身免疫病等都属于此型。除上述4种类型外，还有些研究者提出刺激型变态反应、抗体依赖性细胞毒性反应等类型。

　　医学材料因降解和磨损而释放的毒性物质将损伤靶细胞。为了使机体免受外物入侵引起的免疫反应所产生的损伤，在筛选医学材料时，可以通过分析释放的化学物质和检验材料所在的组织环境来进行，同时需要在临床试验时进行综合评价。

　　（四）医学材料的致瘤作用

　　伴随治疗性临床植入产生的肿瘤很少，原因尚不明确。在动物和人体内，由外科移植和实验外物诱导的大量恶性肿瘤包括纤维肉瘤、骨肉瘤、软骨肉瘤、恶性纤维组织细胞瘤和血管肉瘤等，其特征是能够快速迁移到局部。医学材料的致瘤作用报道很少，它的诱发一般限于移植物位于上皮管道器官的内腔。与移植相关的人体肿瘤包括金属类外科移植物（骨折固定装置和全置换关节）和人造血管附近肉瘤的出现。若干医学材料的实验分析表明，与植入有关的肿瘤形成的主要影响因素是植入物的物理状态，而不是其化学组成。固态肿瘤的发生依赖于植入物周围纤维包囊的形成。致瘤性与异物组织纤维包囊的范围和化脓直接相关，与活性细胞的发炎程度成反比，因此，持续的炎症反应会抑制肿瘤的形成，主体因子对异物的反应也会影响肿瘤的形成。固体材料的表面积越大，致瘤作用越强，此趋势称为 Oppenheimer 效应。肿瘤形成的机理还未完全清楚，似乎与植入物的纤维包囊有关。

### 三、生物相容性

医学材料的生物学特性与其在生物环境中的行为有关，是医学材料研究中始终贯穿的主题。生物相容性（Biocompatibility，BC）是指医学材料或医疗器械在特定生物环境中，通过宿主反应履行其预期功能的性质。医学材料植入人体后，对特定的生物组织环境产生影响，生物组织反作用于医学材料，两者的循环作用一直持续，直到达到平衡或者植入物被去除。根据材料与机体的反应，医学材料可分为毒性材料、生物惰性材料、生物活性材料或可吸收材料。

生物相容性主要决定于材料的性质和用途。材料及制品本身的性质，包括形状、大小及表面粗糙程度，材料聚合或制备过程残留的有毒低分子物质、材料加工工艺污染、材料在体内的降解产物等都与其生物相容性相关。材料与机体短期接触会对细胞及全身产生毒性、刺激性、致畸性和局部炎症；长期接触可能具有致突变、致畸和致癌作用；与血液接触引起凝血功能异常和溶血等，因此，当考虑将材料用于生物医学领域时，其生物相容性是需要考虑和评价的重要指标。

评价材料的生物相容性遵循生物安全性和生物功能性两个原则，既要求医学材料具有很低的毒性，同时要求医学材料在特定的应用中能够恰当地激发机体相应的功能。生物相容性的评价主要参考国际标准化组织（International Standards Organization，ISO）10993 系列标准和国家标准 GB/T16886 系列标准的要求，通过一系列的体外、体内实验而确定。

**思考题：**

1. 热导率和热扩散系数的区别是什么？有何临床意义？

2. 简述流电现象出现的原因及防治方法。

3. 简述机械载荷试验的应用。

4. 简述化学腐蚀和电化学腐蚀的区别。

5. 简述生物相容性的定义。医学材料可能引起机体的反应有哪些？

# 第四章　医用金属材料

## 第一节 》》》
## 概　述

　　医用金属材料，又称生物医用金属材料，是人们最早在医学领域应用的材料之一。大约4000年前，人类就开始使用人工材料来修复受损或病变的组织和器官，古希腊人和古埃及人把天然的动物骨头和木头植入人体。直到1546年，才出现了一种用于修复腭裂的合成材料（金）。20世纪早期，专门为植入物开发了一种材料——钒钢，它的首次应用是谢尔曼推出的骨折固定板，旨在稳定骨折部位，加快骨折愈合。然而，很快就有研究者发现，易腐蚀、机械性能差和生物相容性不良等缺点会造成植入物功能障碍。1924年，Zierold报告了各种金属对周围组织的影响。当植入骨骼时，铜和镍会导致周围组织明显变色，而钢铁会迅速溶解，加重组织腐蚀。虽然某些纯金属，如金、银和铝等，不会导致组织变色，但它们的性能较差。1926年，18Cr-8Ni不锈钢首次植入体内。该钢与钒钢相比具有更好的耐腐蚀性能和强度，而这种合金正是现在我们所了解的316不锈钢。钛及钛合金材料早已用于各种领域并表现出优良的耐腐蚀性能，直到1940年它首次被用于整形外科。1947年，Maurice Down引进了各种植入设备，如钛板和螺钉。1950年，316L不锈钢被引入，与316不锈钢相比，该合金的碳含量（质量分数）由0.08%降低到0.03%，其耐腐蚀性能和焊接性能被进一步提高。20世纪60年代，英国整形外科医生约翰·查恩利，通过取出受损的股骨头，使用不锈钢球和高密度聚乙烯来置换髋关节，使用甲基丙烯酸酯骨水泥固定植入物，并首次成功地为骨关节炎患者进行了全髋关节置换术，这一举措被认为是现代骨科的开端。查恩利的手术通过减轻关节炎和大腿骨缺血性坏死症的疼痛、恢复关节的功能和矫正变形关节，提高了数百万人的生活质量。

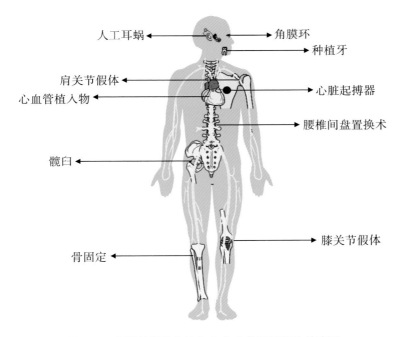

图4-1 金属材料作为植入物在人体不同部位的应用

## 一、医用金属材料的力学性能

金属植入物的一个重要要求是合适的力学性能，如强度、刚度、耐磨性和疲劳性能等。为解决当今面临的各种问题，许多学者仍然在生物力学设计方面做研究。金属植入物的生物相容性和机械性能是临时植入物和永久植入物最关键的性能。对于金属植入物的机械设计，机械性能起着重要作用，特别是当金属植入物用于承重部位时，如骨折内固定的螺钉。为了承受压力，要求植入材料必须是刚性的，并且能够抵抗变形。金属植入物也必须有一定的延展性，以促进运动。还需要通过将生物材料的弹性模量与骨的弹性模量相匹配来防止应力屏蔽，后者的弹性模量约为4～30 GPa。此外，材料应具有低弹性模量和高强度，以延长使用周期和防止松动，避免二次手术，减少一些不必要的创伤。更为重要的是，材料与人体组织滑动时，应具有较高的耐磨性和较低的摩擦系数，因为摩擦系数的增加或磨损抗力的减少都可能导致植入物松动。此外，由此产生的磨损碎片会引起炎症，从而破坏支撑植入物的骨骼。

在之前的调查中发现，在美国大约有100万个关节植入物在使用15～25年后会失效，这是由部件的机械磨损和与体液的电化学腐蚀反应引起的。机械磨损在金属植入物中最为突出，特别是在髋关节假体中。金属磨损包括四种磨损机制，即黏着磨损、磨料磨损、疲劳磨损和摩擦化学磨损。黏着磨损是由于表面之间局部化学键的作用，使相对部件的一部分被撕开的过程，这就导致了材料表面不平整，以及沿着被冲击的表面形成划痕。附加的表面磨损是由磨料磨损引起的，磨粒沿着相对的部件表面被挤压和拖动，与磨粒接触会造成划痕和割伤，但也可以磨光表面，减小表面粗糙度，从而降低磨损速度。磨损还可以去除氧化层和其他保护膜。疲劳磨损通常发生在植入物的反复循环负荷，从而削弱表面产生裂纹，最终导致碎裂和点蚀。这些机制造成的额外磨损损害包括凿痕、蚀刻、表面变色、表面沉积物和第三体颗粒产生。第四种机制是摩擦化学磨损，机械和腐蚀性磨损的相互作用由身体周围流体的机械活化引起。一项关于Ti-6Al-4V髋关节假体的研究表明，90%的表面骨折是由周期性应力引起的。钛合金表面有明显的摩擦情况，在这里，摩擦会机械地去除保护性氧化层从而加快其降解速率。因此，医用金属材料一般应具有足够的强度和韧性，适当的弹性和硬度，良好的抗疲劳、抗蠕变性能以及必需的耐磨性和自润滑性，这也是保证植入材料长期安全应用的必要条件。

二、医用金属材料的腐蚀性

在前期许多研究中人体环境对植入材料的影响至关重要。人体的含水量占其总质量的40%～60%。在功能上，人体液主要包括细胞外液和细胞内液。细胞外液（ECFs）包括血管中的血浆、细胞周围的组织液、淋巴液和其他细胞外液，如脑脊液和关节液。细胞内液（ICF）是指细胞内的水分。体液和电解质的含量和分布正常情况下都保持恒定，这种机制被称为"平衡运动"。电解质在维持身体机能过程中起着重要作用，主要的阳离子包括氢离子、钠离子、钾离子、钙离子和镁离子；主要的阴离子来源于氢氧化物、碳酸盐、氯化物、磷酸盐和硫酸盐。溶解盐可能是植入物在体内发生腐蚀的主要因素。氯化物等卤化物增强了几乎所有金属的腐蚀性，并干扰了许多腐蚀防护过程。温度和pH值是影响材料腐蚀行为的另外两个重要因素。

当植入物植入体内时，骨骼的血液供应中断并常常伴有严重的病理感染，这将会影响愈合，导致平衡状态的电化学变化。此外，体液的pH值可从7.4下降到5.5，需要10～15天才能恢复到正常值。细菌感染可导致植入物表面附近的酸碱性范围更大，从酸性到碱性跨度为4.0～9.0。据报道，由于血肿的积聚，新植入的假体周围的pH值可以降低到4.0，这种情况一般会持续数周。局部pH值降低可能导致金属植入物局部严重腐蚀。

医用金属材料的腐蚀是科研工作者们关注的主要研究问题之一，因为在许多工业过程和国内系统中，腐蚀被认为是导致材料性能退化、失效，从而形成严重事故和危害的主要因素。腐蚀是指金属由于与其周围环境中的腐蚀性元素（如氯、氟、二氧化碳、氧等）发生反应而出现的腐蚀性变化。腐蚀不仅会造成经济损失，而且会产生其他社会影响，如安全影响（火灾、爆炸、有毒产品泄漏）、健康影响（人身伤害、有毒产品污染造成的污染）、资源枯竭等。

腐蚀性能是选择、设计和应用金属和合金的一个重要影响因素。在腐蚀过程中，过敏性、毒性/细胞毒性或致癌物质（如Ni、Co、Cr、V、Al）可能会释放到身体中。此外，各种腐蚀机制可能导致植入物的松动和植入失败。因此，生物医用材料经常需要进行腐蚀和溶解性测试，满足要求才能获得监管机构的批准，金属植入材料的腐蚀行为在保证植入质量、设计和失败分析的前提下也得到了广泛的研究。

影响金属植入物腐蚀的最重要的体液因素是氯化物、溶解氧和pH值。根据较低的耐点蚀当量（PREN），体液的腐蚀性小于海水。然而，由于血红蛋白的结合，血液中的溶解氧含量低于暴露在空气中的人工溶液的溶解氧含量。动脉血和静脉血的血氧分压分别在100～40 mmHg之间变化。而空气中的相应值是160 mmHg。由于大多数生物材料依赖氧气进行再钝化，在低溶解氧浓度的条件下，金属表面很难出现再钝化。事实上，用高纯氮气对溶液进行除氧以保持低的氧气浓度，可以更好地预测金属植入物在体内的性能。由于氧分压在体内广泛变化，从$2.67×10^2$ Pa到$1.33×10^4$ Pa，植入物表面可以与氧分压差异很大的解剖环境接触，从而可能建立通气细胞。另一种气体为$CO_2$，通过影响pH值来影响体内的腐蚀情况。

因此，植入物材料应具有高度的防腐蚀和耐磨蚀性能，即化学/应力腐蚀或磨损释放到人体内的金属离子较少，不影响其在体内的短期或长期使用。

三、医用金属材料的生物相容性

较高的生物相容性是对任何一种医用材料的基本要求。植入人体的材料应尽可能少地干扰正常的身体机能。影响植入物生物相容性的因素很多，例如植入物的大小、形状、材料成分、表面润湿性、表面粗糙度和电荷等。生物材料的消极作用：（1）转换血浆蛋白（包括酶）以激发不良反应；（2）引起血栓形成、不良免疫反应或癌症；（3）破坏或者敏化血液中的细胞成分；（4）产生有毒或者过敏反应；（5）消耗电解质；（6）受消毒灭菌影响。反过来，环境不应导致生物材料的退化（如生物或机械）或腐蚀，以致丧失物理和机械特性。在实践中，没有任何一种合成材料与生物环境是完全和谐的，然而，材料确实有不同程度的惰性。医学材料和医疗设备进入人体后，也有可能发生以下一系列情况：损伤、血液-物质相互作用、暂时性基质形成、急/慢性炎症、肉芽组织发展、异物反应（FBR）和纤维化（纤维囊形成）。最初的炎症反应是由于血管化的结缔组织受伤而激活。由于血液及其成分参与了最初的炎症反应，会形成血凝块或血栓。急性炎症持续时间相对较短，根据损伤程度不同，持续时间从几分钟到几天不等，其主要特征是液体和血浆蛋白的渗出与白细胞的迁移。一般来说，慢性炎症通常持续时间长，局限于植入部位。持续的急性炎症反应超过三个星期通常表明感染。在急性炎症反应和慢性炎症反应消失后，可以通过巨噬细胞的存在、成纤维细胞的浸润和新生血管来鉴别肉芽组织。根据损伤程度，肉芽组织可能在植入后3～5天出现。非免疫性炎症的一种特殊形式——FBR的本质是植入物的存在改变了愈合过程。FBR包括蛋白吸附及巨噬细胞、多核异物巨细胞（即融合巨噬细胞）、成纤维细胞和血管生成。FBR可以导致纤维化、瘢痕，甚至生物材料排斥。随着肉芽组织的形成，FBR被认为是植入生物的正常伤口愈合反应。对于大多数惰性生物材料，后期组织反应是由胶原和成纤维细胞组成的相对较薄的纤维组织对植入物进行包裹。FBR的细胞成分会将纤维囊与肉芽组织分开。

　　显然，影响宿主对生物材料反应的一个主要因素是材料的表面，因为它是身体首先"感觉"到的。表面的特定反应决定了生物材料与人体界面的接触面积、愈合过程的路径和速度以及长期的预后，在这个过程中，表面的化学成分、结构和形态都很重要。因此，在人造材料和邻近组织之间建立的初始界面的性质决定了植入物的最终成功与否。对于植入物材料生物相容性的检测主要根据国际标准化组织（International Standards Organization，ISO）提出的10993系列标准要求，一般是由专业的实验人员来进行检测，同时需要得到可重复性的实验结果。检测方法主要包括体外实验和体内试验。体外实验是在离体情况下观察材料自身对蛋白质、血液、细胞等的影响，从而了解它们之间的反应性质；体内实验则是观察反应材料在动物体内的生物学行为。由于体外实验操作简单，成本低廉，一般选用体外实验进行生物相容性检测。体外实验主要包括：细胞毒性实验、蛋白质检测、DNA合成检测、mRNA检测，其中细胞毒性实验最为常用。两种方法目前在细胞形态学、组织免疫学、遗传毒理学方面已经形成了一套完整的评价体系。

# 第二节 »»»
## 医用不锈钢

### 一、概述

钢（Steel）是一种铁碳合金。它的主要成分是铁元素、质量分数0.02%～2.11%的碳元素以及少量的其他元素。钢的冶炼从高炉上部投入铁矿石（$Fe_2O_3$）和焦炭进行还原反应开始，首先获得的不是纯铁，而是含碳量4%以上的铸铁；再将铸铁转移至炉内，吹入氧气后，大部分铁中的碳元素与氧发生反应脱碳后才能获得钢。碳含量对钢的性能产生很大的影响，高碳钢具有优异的韧性，而低碳钢则具有良好的加工和焊接性能。钢铸造成型后，经过奥氏体温度区域加热、锻造等处理以控制材料的结晶情况、元素的固溶及析出等，即可获得所需性质的钢，用于不同种类钢的制备。

不锈耐酸钢简称不锈钢（Stainless Steel），是指含Cr、Ni、Mg和其他一些合金元素，且Cr的含量在11%以上具有不生锈特性的铁碳合金。不锈钢仅仅是一种统称，它代表了上百种不同用途的不锈钢。现代意义上的不锈钢大约出现于1912至1914年间并应用于工业制造，其中奥氏体型不锈钢、铁素体型不锈钢以及马氏体型不锈钢是最早问世的。20世纪30年代为了克服奥氏体型不锈钢晶间腐蚀的弱点，双相体型不锈钢应运而生；而沉淀硬化型不锈钢作为高强度不锈钢则于20世纪40年代在美国出现。

不锈钢具有良好的生物相容性、力学性能、耐腐蚀性以及加工成型性，已经成为临床广泛应用的医用植入材料和医疗工具材料。早在1926年，18-8型不锈钢用于制造骨科及口腔科植入物，用于缺损骨的替换和修复。但是在后期的研究中发现，此类不锈钢具有易腐蚀性。因此，含2% Mo的AISI 316型不锈钢逐渐取代了304不锈钢。目前，在临床上广泛应用AISI 316L和AISI 317L型超低碳不锈钢，其具有更好的耐腐蚀性、生物相容性以及力学性能。

如今，医用不锈钢的用途广泛。在骨科，多被用来制作各种人工关节和骨折内固定钢板和螺钉；在口腔科，医用不锈钢主要应用于义齿修复和其他辅助器件；在心脏外科，心血管支架等植入物也多由不锈钢制成。除用于制作各种外科植入器械外，医用不锈钢还用于加工各种各样的医疗手术器械或工具。近些年来，中国医疗器械行业每年对医用不锈钢材、骨科专用不锈钢板、不锈钢螺钉等需求量都在几百吨以上，而且这个数字还在逐年增长。

## 二、医用不锈钢的性质及成分

### （一）不锈钢的晶体结构

不锈钢的晶体结构常见的主要有体心立方和面心立方两类。钢的晶体结构是决定钢的力学、化学、物理等性能的最基本因素之一。纯铁在912℃以下是体心立方结构，称为α相铁素体相（α-Fe）。在纯铁加热过程中，当温度到达912℃时，由α-Fe转变为γ相奥氏体相（γ-Fe），γ-Fe是面心立方结构相，继续升高温度，到达1390℃时，γ-Fe转变为δ-Fe，它的结构与α-Fe一样，是体心立方结构，δ相为高温相。纯铁会随着温度增加，由一种结构转变为另一种结构，这种现象称为同素异构转变。由于面心立方结构比体心立方结构排列紧密，所以由前者转化为后者时，体积会膨胀。

### （二）不锈钢的主要成分

不锈钢的化学成分大致可分为Fe-Cr系和Fe-Cr-Ni系，铁和铬是不锈钢的基本成分。在实际应用中为提高钢材特定的性能，还会向钢中加入少量的其他元素，所得钢材称为合金钢。其中加入的元素主要是金属元素，如Cr、Ni、Mo、Si、Cu、Mn、W等，但也有非金属元素，如C、N等。例如，添加钼是为了增强钢材的抗点蚀能力，而添加镍则是为了扩大奥氏体相区，从而使奥氏体稳定在室温。不锈钢的组织结构与性能在许多条件下主要由钢中的合金元素所决定，合金元素以较纯的金属相或各种非金属夹杂物存在于铁碳合金基体中，组成不锈钢的各种基体组织，对钢的组织结构和机械性能以及耐腐蚀性产生影响。

由于临床要求医用不锈钢在人体内保持优良的耐腐蚀性，以减少金属离子溶出，避免晶间腐蚀、应力腐蚀等局部腐蚀现象发生，并防止植入器件失效断裂，保证植入器械的安全性，因此，医用不锈钢与工业用不锈钢相比，对化学成分的要求更加严苛。表4-1是目前医用植入不锈钢主要合金元素质量分数，为了避免医用不锈钢发生晶间腐蚀，钢中C含量不得高于0.03%。Ni和Cr等合金元素含量应远高于普通不锈钢，特别是植入用不锈钢，而医用植入性奥氏体型不锈钢中为了稳定不锈钢的奥氏体结构，通常会含有10%以上的Ni元素。但是，临床实验证明，Ni是人体中的致敏因子，会引发炎症反应。Ni离子在人体内富集并产生毒性，破坏细胞，对生物体有致畸、致癌的危害性。

表4-1　医用植入不锈钢主要合金元素质量分数/%

|  | C | Cr | Ni | Mn | Mo | Cu | Si | N |
|---|---|---|---|---|---|---|---|---|
| 传统植入不锈钢 | ≤0.03 | 17.0～19.0 | 13.0～15.0 | ≤2.0 | 2.25～3.0 | ≤0.5 | ≤1.0 | ≤0.1 |
| 高N低Ni植入不锈钢 | ≤0.08 | 19.0～23.0 | ≤0.05 | 21.0～24.0 | 0.5～1.5 | ≤0.25 | ≤0.75 | 0.85～1.1 |

（三）不锈钢的耐蚀性

生锈是钢铁与空气中的$H_2O$、$CO_2$发生氧化反应，在表面形成了含有$Fe^{2+}$、$Fe^{3+}$疏松且易剥落的富铁氧化物或氢氧化物。从金属Fe变成$Fe^{3+}$的离子化过程，是一种典型的腐蚀现象。

当钢中Cr含量（质量分数）≥12%后，钢中的Cr与空气中的氧结合在钢表面形成一层无色、透明且非常光滑的惰性富铬氧化物薄膜，这层膜称为钝化膜。钝化膜的形成隔绝了钢和外界的接触，极大地提高了钢的耐腐蚀性。同时Cr的加入还使得铁基固溶体电极电位提高。

钝化膜是连续无隙的，它的溶解性低、硬度高、不易剥落且受损后可自行修复，化学性质稳定。钝化膜厚大约为 $2\times10^{-6}\sim5\times10^{-6}$ mm，透过它可以看到钢表面的自然光泽，这使不锈钢具有独特的外观。Fe-Cr-Ni 不锈钢的钝化膜呈双层结构，外层为氢氧化物或盐酸盐的沉积层，内层为富铬氧化物膜。18-8 不锈钢的钝化膜主要成分一般为 $4M_3O_4\cdot SiO_2\cdot nH_2O$，M 可以为 Cr、Ni、Fe 等合金元素。如果 Cr 含量不足，所形成的氧化膜再修复性较差，不锈钢基体易产生整体腐蚀或局部点蚀（表4-2），存在内应力的奥氏体型不锈钢，则会产生局部应力腐蚀。

表4-2　各类不锈钢的耐点蚀性（点蚀电位）*

（介质:1 mol/L NaCl + 0.1 mol/L NaHCO₃）

| 不锈钢类型 | 主要成分 | | | 点蚀电位 |
|---|---|---|---|---|
| | Cr | Ni | Mo | −0.08 |
| 马氏体 | 16.5% | — | — | −0.08 |
| 铁素体 | 17.0% | — | 1.1% | −0.08 |
| 沉淀硬化 | 14.0% | 5.5% | 1.6% | +0.07 |
| 奥氏体（304） | 18.0% | 10.5% | — | +0.14 |
| 奥氏体（316） | 17.5% | 11.5% | 2.7% | +0.14 |
| 奥氏体（317） | 18.5% | 13.5% | 3.5% | +0.3* |

*点蚀电位正值越大，钢耐点蚀效果越好。

（四）不锈钢的机械性能

医用不锈钢具有高密度（约7.8 g/cm³）、高强度（300～1000 MPa）以及高弹性模量（约200 GPa）等特性，它无磁性且具有高韧性和塑性，易于塑性变形和焊接，并且它有着优异的低温性能和良好的耐高温及抗氧化性（表4-3）。

表4-3  医用植入不锈钢棒材的主要力学性能

| 状态 | 公称直径/mm | 规定非比例延伸强度/MPa | 抗拉强度 Rm/MPa | 断后伸长率/% |
|---|---|---|---|---|
| 退火 | 所有 | ≥190 | 490≤Rm≤690 | ≥40 |
| 冷加工 | ≤2 | ≥690 | 860≤Rm≤1100 | ≥12 |
| 超硬 | ≤8 | ≥1241 | ≥1400 | ≥10 |

### 三、医用不锈钢的分类及应用

医用不锈钢的分类方法有很多种，但目前最常用的分类方法还是根据不锈钢中特征性晶体学组织和显微组织进行分类，主要分成五大类：奥氏体型、铁素体型、马氏体型、奥氏体-铁素体的双相型以及沉淀硬化型。沉淀硬化型是基于其所用热处理进行分类的。其中以 AISI 316L 和 317L 为代表的奥氏体型不锈钢是最常用的外科植入金属材料，其他类型不锈钢主要用于制作医疗工具或特殊手术器械。

#### （一）奥氏体型不锈钢（Austenitic Stainless Steel）

碳溶于 $\gamma$-Fe 晶格间隙中形成的间隙固溶体称为奥氏体，奥氏体具有面心立方结构，为高温相，用符号 A 表示。奥氏体型不锈钢是指在高温和室温下均具有奥氏体组织的不锈钢，没有组织转变。因此，奥氏体型不锈钢也是一类不能通过热处理使自身强化的不锈钢。奥氏体型不锈钢于1913年在德国问世，由于其优异的耐腐蚀性、较好的机械性能、良好的生物相容性和无磁性，被广泛应用于医用植入体和医用器械。奥氏体型不锈钢不管是合金数量还是使用量上均是最多的不锈钢种类。在世界范围内以及在各主要生产不锈钢的国家中，铬镍奥氏体型不锈钢的产量通常占不锈钢总产量的50%～60%。中国常用奥氏体型不锈钢的牌号有40多个，最常见的就是18-8型不锈钢。

由于 Ni 元素具有奥氏体形成能力，将其适量加入铁素体型不锈钢中，便会得到高温和室温下均为面心立方晶体结构的奥氏体型不锈钢。奥氏体钢形成元素除 Ni 外，还有 C、N、Mn、Cu 等。Cr 含量为17%～19%，Ni 含量为13%～15%。Ni 元素也具有延缓腐蚀的效果，并显著改善不锈钢的塑性及韧性。Ni与Cr的组合能显著提高奥氏体型不锈钢在碱性溶液中的耐蚀性，减少奥氏体型不锈钢接触氯化物引起的应力腐蚀。随着奥氏体型不锈钢中Ni含量增加，碳在钢中不断析出，导致钢的晶间腐蚀增加，因此高镍奥氏体型不锈钢中碳含量要小于0.02%。Mo元素的加入能提高钢的再钝化能力，增强其耐点蚀和耐缝隙腐蚀的能力，还可预防因点蚀引起的应力腐蚀。奥氏体型不锈钢中添加S、Ca、Se、To等元素，则可以提高切削性。

因为C含量较低，奥氏体型不锈钢相较于高碳钢强度低，且不能通过热处理来使钢强化，但由于奥氏体型不锈钢易于冷作硬化，所以奥氏体型不锈钢可通过冷作硬化来提高它的强度。通过加氮固溶强化等手段，可显著提高奥氏体钢的室温强度和高温强度。当N元素在奥氏体型不锈钢中质量分数从0达到0.1%时，钢的强度可提高60～100 MPa，且不会降低塑性及断裂韧性。N元素可促进钝化膜中铬的富集，提高钢的钝化能力，进一步强化了钝化膜的稳定性，增强其耐腐蚀性，对其机械性能也有一定程度的加强。加氮固溶强化和冷作硬化相结合，可显著提高奥氏体型不锈钢的强度。

在临床实践中，医用不锈钢并非一味追求高的机械强度，过高机械强度的医用不锈钢会因与骨组织的力学性能相差较大而导致其力学相容性不够匹配，从而引起应力屏蔽效应，易导致骨吸收或骨萎缩等现象发生。而骨组织由于缺乏足够的机械应力刺激，不易愈合且容易发生二次骨折。

由于临床不锈钢不可避免与人体体液的接触，对医用奥氏体型不锈钢耐腐蚀性能要求高。即使耐腐蚀性较弱的某些奥氏体型不锈钢在大气中和许多水性介质以及氧化性酸中也具有不错的耐腐蚀性。但在拉伸情况下，特别是在高温的氯化物溶液环境中耐腐蚀性会降低。

医用奥氏体型不锈钢具有良好的生物相容性，并且由于其制造工艺完善、低成本、非磁性附着力好和利于细胞生长而备受青睐。316L或317L多孔奥氏体型不锈钢（ASS）因其更好的机械性能被广泛应用于整形外科，其他牌号的奥氏体型不锈钢多用于金属医疗器械，如套管、印模托盘、金属容器、皮下针、蒸汽灭菌锅等。尽管奥氏体型不锈钢广泛应用于外科植入，但也存在生物环境中的腐蚀或磨蚀问题，这不仅缩短植入物使用寿命，还可能由于金属溶出物引起植入体周围组织的局部坏死和炎症反应，引起急/慢性炎症、过敏等全身反应，严重者可能致癌。

近年来，与临床大量使用的医用316 L或317 L不锈钢相比，由于Ni是稀缺且价贵的元素，溶出会引起不良组织反应，医用低镍和无镍奥氏体型不锈钢的研究和应用已经成为国际上医用不锈钢的一个主要发展趋势。高氮无镍奥氏体医用不锈钢因其具有更为优异的力学性能、耐腐蚀性、耐磨性和更好的生物相容性，较低的材料成本，以及良好的加工成型性而受到关注。由于其完全不含具有潜在毒副作用的Ni元素，作为人体植入材料具有极大的应用优势，将会显著提高医用金属植入材料的长期使用安全性。其原理是利用易得的N元素（或N和Mn混合）代替不锈钢中的Ni元素来稳定不锈钢的奥氏体组织结构，从而使不锈钢继续保持其机械性能和生物学性能。

（二）马氏体型不锈钢（Martensitic Stainless Steel）

马氏体（Martensite）是德国冶金学者Adolf Martens于19世纪80年代在一种硬矿物中发现的。它是碳在α-Fe中的过饱和固溶体，是自奥氏体转变而来的相变产物。奥氏体组织随着温度下降转变为马氏体组织。铁素体（α）相中碳含量增加，高温时形成γ相，其后进行淬火处理获得马氏体型不锈钢。可以通过热量和压力两种方法获得马氏体。

马氏体和奥氏体的不同在于，在室温和低温条件下马氏体是体心四方结构。奥氏体向马氏体转变过程中原子不扩散，化学成分不改变，但晶格发生变化，转变消耗能量少。马氏体型不锈钢是可通过热处理对其性能进行调整的不锈钢，高温下为奥氏体。按它们的成分特点可分为马氏体铬不锈钢和马氏体铬镍不锈钢。

马氏体型不锈钢的特点是含有高含量的Cr（12%～17%）和0.1%的碳。有些牌号的马氏体型不锈钢添加Si用于改善其抗热氧化性能，加入Ni改善韧性。碳在传统马氏体铬不锈钢中是不可缺少的重要元素。自20世纪60年代发展起来的现代马氏体型不锈钢，通过用2%～6%Ni进一步代替钢中的碳元素，得到马氏体型不锈钢；钢中进一步再加入钼、铜等进行补充强化，使此钢既保留了马氏体铬不锈钢的高强度，又具有良好的韧性和焊接性。在同样含Cr的条件下，现代马氏体型不锈钢的耐蚀性远优于传统马氏体Cr不锈钢。但是由于含碳量低，现代马氏体型不锈钢也会失去马氏体Cr不锈钢的高硬度、耐磨性和高锋利度的特性。

马氏体型不锈钢一般只能在相对缓和的介质中具有耐腐蚀性，但其具有良好的热加工性，因此，可以用于制备各种不同机械性能的医用工具，如手术刀、刮刀、凿子、钳子、正畸钳、牵引器等。

（三）铁素体型不锈钢（Ferritic stainless steel）

纯铁在912℃以下为体心立方晶格。碳溶于$\alpha$-Fe中的间隙固溶体称为铁素体，以符号F表示。使钢形成铁素体的元素还有Mo、Si、Al、W、Ti、Nb等。铁素体型不锈钢在医疗设备中的应用有限，例如用于导向销、金属工具的实心手柄。

（四）奥氏体-铁素体的双相型不锈钢（F+A）

钢的基体组织为一定比例的铁素体和奥氏体双相结构。前述形成铁素体的元素和形成奥氏体的元素在钢内合理配比，便可得到奥氏体-铁素体的双相型不锈钢。但是，奥氏体-铁素体的双相型不锈钢在医疗领域的应用并不广泛。

（五）沉淀硬化型不锈钢（Precipitation Hardening Stainless Steel）

沉淀硬化型不锈钢是室温下以马氏体、奥氏体以及铁素体为基体组织，经适宜热处理，在基体上沉淀析出碳化物和金属间化合物而形成的一类被强化的不锈钢。

# 第三节 》》》
# 医用钛及钛合金

一、医用钛及钛合金概述

钛（Ti）是地球上最丰富的元素之一，金红石、板钛矿和锐钛矿是含钛矿物的氧化物。如图4-3所示，金红石和锐钛矿的晶体结构为四方晶系，板钛矿的晶体结构为正交晶系。20世纪50年代，Ti首先被开发应用于航空航天领域，直到20世纪60年代，Ti才被用于制备外科植入物，目前应用于医疗领域的钛材料约占总量的2%。与其他金属植入材料相比，Ti及其合金作为植入材料的优势主要包括以下几点：

（1）优异的机械性能：较低的弹性模量，强度高，韧性好，质量轻，可以减少应力屏蔽效应，大幅度地减轻人体的负荷量。

（2）持久的耐抗腐蚀性能，在人的体液浸泡下具有持久的耐腐蚀性能，延长植入物的使用时间。

（3）良好的生物相容性：不会引起中毒，无刺激性，无致癌性，能够诱导骨生长，可以获得初期稳定性。

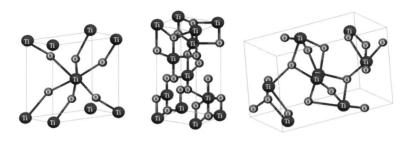

图4-2　金红石、锐钛矿、板钛矿（a-c）的晶体结构示意图

二、钛合金及其分类

由于添加某些合金元素可以改变Ti的化学结构并在不同温度下可以生产不同种类的合金。因此在制造过程中，合金元素的种类和热处理机制对合金的基本性能有很大的影响。这些钛合金的种类主要包括：α钛合金、α+β钛合金和β钛合金（如图4-3所示）。

（一）α钛合金

这类合金的屈服强度为170～485 MPa，弹性模量为102～104 GPa，而强度则为240～55 MPa。其结构方面的改性主要通过合金化而不是热处理来实现的。与其他类型的钛合金相比，α钛合金较坚固，也可进行焊接，但是强度是最低的。因此，对于这类材料，通常会加入一些α稳定剂，如Al、Sn或Zr，并通过加入β稳定剂（如Mo、V或Nb等）来增加材料的强度。

（二）α+β钛合金

这类合金的屈服强度为795～1020 MPa、弹性模量为89～114 GPa、抗拉强度为715～1109 MPa，此外还具有良好的蠕变阻力，而且通过合金化和热处理可以得到充分的改性。热处理过程在很大程度上通过改变β相的数量和分布来决定它们的性质。钛合金在α+β温度范围内淬火时通常形成初生等轴α晶粒和根状马氏体，并可通过时效处理得到强化。α+β钛合金（Ti-6Al-4V）由于其良好的机械性能、耐腐蚀性和生物相容性，主要用于医用植入物。Ti-6Al-4V ELI合金具有很好的韧性，用于固定骨板和人工髋关节柄。

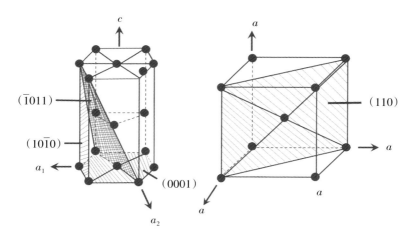

图4-3　纯钛的两种形式

（三）β钛合金

这些合金的屈服强度为545～1060 MPa、抗拉强度为850～1100 MPa，可通过冷加工、合金化和时效处理获得改性。经时效处理后的合金具有亚稳态、最高强度和较低的韧性。它们还具有较低的弹性模量（55～85 GPa），在200～300℃时稳定性较差，蠕变阻力最小。为了进一步提高合金的性能，通常对这些合金进行双重时效处理：首先，时效处理在315～455℃范围内进行，处理时间为2～8 h；其次在480～595℃之间，处理时间为8～16 h。但是，这样会产生应力屏蔽效应。因此，开发低弹性模量（<60 GPa）的亚稳β钛合金，可以在骨固定中最大限度地减少应力屏蔽效应的发生。

三、钛及钛合金的耐腐蚀性能

由于身体环境的特殊性，金属植入物在体内发生腐蚀。植入物腐蚀不仅会影响材料的强度，还会释放出对人体有潜在危害的物质。但也不是所有的金属植入物在任何情况下都会出现腐蚀情况：一些金属材料暴露在空气中，在表面形成一层氧化层，从而阻止离子从植入物转移到体液中。

Ti的活性很强，并会在表面形成一层氧化层。因此，Ti的腐蚀特性在很大程度上取决于氧化膜的稳定性。如果钝化电流密度较低，则氧化物层是稳定的。一旦表面氧化物膜受到损坏，腐蚀过程再次开始，金属离子不断被释放。因此，再钝化对于阻止离子向体内的释放很重要。不锈钢的再钝化时间大于钛合金，这意味着钢释放的离子比钛合金多。这也就是钛合金优于不锈钢的品质之一。当 Ti 的氧化物与钛基体表面紧密结合时，钛合金能够在很大程度上耐受机体的腐蚀性环境。

为了进一步提高钛的耐蚀性，在钛合金中加入其他元素，用 Nb 代替 V，稳定了钛合金的氧化层，改善了钝化效果，提高了钛合金的耐蚀性。研究发现，与 Ti-6Al-4V 型钛合金相比，Ti-13Nb-13Zr 型钛合金具有更好的耐蚀性，因为 Nb 和 Zr 的腐蚀产物在人体血浆中的溶解度低于 Al 和 V，而且 Ti-13Nb-13Zr 型钛合金表面形成的氧化层的惰性更强。因此，合金的改性是非常具有应用前景的令人感兴趣的领域。

表面涂层也是改善钛合金腐蚀性能的关键。利用等离子体辅助物理气相沉积（PVD）技术在 Ti-6Al-4V 合金表面沉积 TiN 和 TiAlN/TiAlCrN。结果表明，Ti-6Al-4V 合金涂层的耐腐蚀性能得到了提高。与 TiN 和 TiAlN/TiAlCrN 多层膜相比，TiN 单层膜具有更好的耐蚀性能。也有人通过滑动摩擦的方式在 CP-Ti（2 级）表面形成了纳米颗粒层，并与传统的含铜颗粒的钛进行了比较。研究结果表明，纳米结构可以迅速形成一个提高耐蚀性的钝化层从而提高了钛基材的耐腐蚀性能。人们也发现，表面形貌也会影响植入物的耐腐蚀性能。通过制备光滑表面（P）、微结构表面（M）、微/纳米结构表面（MN）和功能化微/纳米结构表面（Ag-PDA）四组样品，研究它们在林格氏液中的腐蚀性能，结果表明：Ag-PDA > MN > P > M。

### 四、钛及钛合金的生物相容性

近十多年来，生物活性和组织工程在医用生物材料的开发中得到了广泛的重视。植入物必须具有生物相容性以及表现出显著的抗免疫反应。生物材料的基本特性之一是可生物降解，并在完成其功能后溶解。此外，它们应该是无毒的，不会在人体内引起炎症反应。当然，决定植入物性能最关键的因素是它们与宿主的最佳生物相容性，而许多植入物的失败源于不良的生物相容性。

钛合金一直被认为是惰性的，对人体的副作用很小。这可以看作是使用 Ti 作为植入物的主要原因之一。但是没有一种金属在体内是完全惰性的，因为它随着时间的推移会经历一些腐蚀。多年来一直有报告表明Ti可能是有害的。钛植入体内后，Ti离子在牙科和骨科植入物周围堆积且Ti离子浓度高达三百分之一～一百分之一时，也会引起周围组织颜色的改变。

钛基合金具有优异的耐腐蚀性，表现出比不锈钢和钴基合金更好的生物相容性，但Al和V作为合金元素在释放到人体内时会产生有害影响。在一个病例中，一个病人的Ti-6Al-4V钢板植入后出现系统性皮炎和植入失败等情况。虽然Ti-6Al-4V被认为是高度耐腐蚀的，但没有材料是完全生物惰性的。离子的释放在某些情况下会引起过敏反应，因此，人们投入了大量的精力来开发具有相对安全元素的钛合金。Nb、Ta、Zr是少数被认为比Al和V更安全的物质。Ti、Nb、Ta被植入大鼠体内，显示出良好的生物相容性。关于钛合金的改性还在不断推进，希望能够提高现有钛合金的生物相容性。

五、临床应用

人类的肩、肘、腕、手以及臀、膝等关节部位都有不同的功能，其中髋关节和肩关节被称为球窝关节，它们的弯曲和旋转是不受限制的，因此对置换物的要求也更高。关节的载荷传递特性是设计关节置换的基本要求，以避免植入物-骨界面过载或载荷传递不足引起的植入物吸收和松动。同样，Ti的惰性增强了植入物被组织包裹的能力。而且，植入物松动可能是由于植入物的微小运动不利于与骨的直接结合引起。人体骨组织是一种由磷灰石和胶原纤维组成的具有各向异性特性的复合材料。皮质骨的强度和弹性最高的方向是平行于骨骼中轴，最低的方向是垂直于骨骼中轴，这使得骨组织具有很高的压缩强度。不锈钢和钛合金植入物通常用于修复这种骨折。钛合金在耐腐蚀性和生物相容性方面优于不锈钢，因此表现出优越的品质。此外，骨由有机成分和无机成分组成，植入物除了需要具有优异的强度和韧性外还需要具有一定的弹性。因此，钛合金不仅可用于制作髋关节和膝关节假体，同时也可被用于制作骨科植入指板、脊柱固定装置、踝关节置换和牙科植入物。除以上应用外，钛及钛合金还是优良的人体骨接合材料。典型的骨接合材料包括骨螺钉、接骨板等。骨螺钉可以单独用来固定断骨，也可以与接骨板或其他器件一起来固定断骨。

按照矫形器械与外科植入产品专业标准，医用钛材被归入"外科植入物用材料"中的"金属材料"一类。表4-4为按我国外科植入物和矫形器械分类目录中所涉及的钛及钛合金产品类型。

表4-4 钛及钛合金的临床应用

| 产品类型 | 典型产品 |
|---|---|
| 骨与关节替代物 | 髋关节、膝关节、踝关节、肩关节 |
| 牙科植入物 | 牙种植体 |
| 骨修复植入物 | 接骨板、接骨螺钉 |
| 心脏、血管植入物 | 心脏起搏器、血管支架 |
| 脊柱植入物 | 内固定材料 |

## 第四节 »»»
## 医用钴基合金

### 一、钴及钴基合金

钴(Co)是一种韧性的银灰色磁性金属,密度约为8.8 g/cm³,在元素周期表中位于Fe和Ni之间,其外观和某些性质也类似于Fe和Ni,和Fe一样存在同素异构体。当温度低于417℃时,Co表现为六方密排的结构。当温度介于417℃至其熔点1493℃间时,Co则表现为面心立方的结构。钴具有磁性、防腐蚀性、耐磨性,在高温下仍保持一定强度等性质,其可被应用于制造燃气轮机和飞机发动机上的精密零件。

钴基合金（Cobalt-based Alloy）以 Co 作为主要成分，含有 Cr、W、Fe 和少量 Ni、Mo、Si、Mn 等元素。钴基合金具有耐磨损、耐热、耐腐蚀的特性，根据这些特性针对不同用途可制备出钴基耐磨损合金、钴基耐高温合金、钴基耐腐蚀合金及特殊用途合金。一般来说，较软和较韧的合金适用于耐高温器件，如汽轮机的叶轮和叶片；而较硬的合金则多用于耐磨器件的制造。钴基合金的这些优良性能多归因于钴的晶体学特性，特别是它对应力的响应。

二、医用钴基合金

医用钴基合金是以 Co 和 Cr 为基本成分所形成的固溶体，多为钴铬合金。一般含有 Cr、Ni、Mo 和 W 等合金元素，其组织通常为奥氏体基体和碳化物强化相。钴基合金的应用已有近百年历史，可锻造的 Co-Cr-Mo 合金最先在口腔领域中使用。在 20 世纪 50 年代开发制造出人工关节。由于传统的铸造退火 Co-Cr-Mo 合金力学性能有限，早期产品设计和加工工艺方面的不足以及较高的摩擦扭矩等原因，一度被其他材料取代。但随着钴基合金制造工艺改进，全金属髋关节植入体能够有效减少磨屑的产生，大大提高了植入体的使用寿命。钴基合金的医用价值被重新重视，随后开发出的可锻造 Co-Cr-W-Ni 合金、Co-Ni-Cr-Mo 合金以及具有良好抗疲劳性能的可锻造 Co-Ni-Cr-Mo-W-Fe 合金被广泛应用于生物医用领域。

钴基合金具有优良的机械性能、耐磨损性、耐腐蚀性和生物相容性。钴基合金的生物相容性与不锈钢的相当，而耐腐蚀性远强于不锈钢，同时钴基合金具有优异的耐摩擦性能及承载能力。钴基合金临床上常被用于制造体内耐蚀性要求较高的长期植入件，尤其是人工髋关节、膝盖骨移植以及断裂骨骼的固定件。此外，人工心脏阀的支承结构，口腔内用于整形外科的植入，各种铸造冠、嵌体、固定桥，以及各种不同的牙种植体也可用钴合金生产制备。钴基合金植入器件的制造加工方法分为三种：精密铸造、机械变形加工和粉末冶金。

三、医用钴基合金的性质及成分

医用钴基合金的主要化学成分为 Co、Cr、Mo、W、Fe 等。钴基合金中含有较多的 Cr 元素，能够在合金表面形成致密的钝化膜，极大地提高了合金的耐腐蚀性能。合金中 Ni 元素起稳定奥氏体相的作用，W 起固溶强化的作用。合金中的 Mo 元素固溶在基体中提高基体的强度，Mo 的原子半径比钴的大，固溶在钴基体中能够成为防止位错滑移的屏障。合金含碳量一般都控制在 0.35%（质量分数）以下，碳化物具有较高的硬度，使基体的强度得到进一步的提高，同时有可能提高合金的耐磨损性能。合金中的碳化物与基体形成共晶结构，一般是以 $M_{23}C_6$（M=Co，Cr，Mo）形式出现。一般无明显的组织反应。

ASTM（美国材料与试验协会）列出了四种作为外科植入材料的钴基合金：可铸造的 Co-Cr-Mo 合金（F75）；可锻造的 Co-Ni-Cr-Mo 合金（F562）；可锻造的 Co-Cr-W-Ni 合金（F590）；可锻造的 Co-Ni-Cr-Mo-W-Fe 合金（F563），临床常用前两种合金制作植入体（表 4-5）。

表 4-5　两种主流医用外科植入钴基合金的主要化学成分（质量分数）

| 元素 | Co-Cr-Mo(F75) | | Co-Ni-Cr-Mo(F562) | |
|:---:|:---:|:---:|:---:|:---:|
| | 最小值/% | 最大值/% | 最小值/% | 最大值/% |
| Cr | 27.0 | 30.0 | 19.0 | 21.0 |
| Mo | 5.00 | 7.00 | 9.00 | 10.5 |
| Ni | — | 2.50 | 33.0 | 37.0 |
| Fe | — | 0.75 | — | 1.00 |
| C | — | 0.35 | — | 0.025 |
| Si | — | 1.00 | — | 0.15 |
| Mn | — | 1.00 | — | 0.15 |
| W | — | — | — | — |
| P | — | — | — | 0.015 |
| S | — | — | — | 0.010 |
| Ti | — | — | — | 1.00 |

### 四、医用钴基合金的分类及应用

（一）Co-Cr-Mo合金

Co-Cr-Mo合金的ASTM代号为F75，其含Cr量为29%，含Mo量为6%。碳含量一般低于0.35%。合金在锻造过程中通常会加入氮，氮的加入使Co-Cr-Mo合金在不牺牲耐腐蚀性和生物相容性的情况下，获得了高强度和良好的延展性。植入体可以通过铸造、锻造或粉末冶金技术生产，锻造型Co-Cr-Mo合金的机械性能优于铸造型和铸造固溶型，这主要是由于锻造合金具有更精细的晶粒和更均匀的显微结构，目前临床上主要用于制造人工关节的连接件。

（二）Co-Ni-Cr-Mo合金

Co-Ni-Cr-Mo合金是临床上最常用的钴基合金，Ni和Co元素的含量均约为35%，锻造Co-Ni-Cr-Mo合金可承受重载荷，多用于制造关节替换假体连接件的主干，如膝关节和髋关节等。

Co-Ni-Cr-Mo（F562）合金中Ni的含量是不锈钢中的3倍。在37℃任氏液中，尽管钴基合金初期释放的镍离子较316L不锈钢多，但两者的镍离子总体的释放水平相近。

锻造Co-Ni-Cr-Mo合金和铸造Co-Cr-Mo合金一样具有相似的耐磨性能，但摩擦系数较后者大。在关节模拟测试中每年的磨损量大约是0.14 mm，因此Co-Ni-Cr-Mo合金通常不用于制作关节假体承力的摩擦面。良好的抗疲劳性能和强度使其适用于体内长期受力的部件，如髋关节柄等。锻造Co-Ni-Cr-Mo合金具有很高的疲劳强度和极限抗拉强度，植入很长时间后，也很少出现断裂的情况。其弹性模量不会随极限抗拉强度的变化而变化，弹性模量范围从220 GPa到234 GPa。铸造合金和锻造合金都具有优良的耐腐蚀性能，在压力下对含Cl离子的溶液有很强的抗蚀性。现在一般采用热锻方法制造此类合金的植入器械。尽管冷加工方式可大大增加它的强度，但在提高材料力学性能的同时，增加了材料的加工难度。

还有一种被称为MP35N的合金，它是一种无磁性的Co-Ni-Cr-Mo合金。由于它在425～650℃温度范围内具有多相性，具有晶粒细化的奥氏体结构，而且含有35%的镍而得名，目前也在临床上使用。该合金在650℃时发生六方密堆积结构向面心立方结构的转变，而当温度在425～650℃

时，这两相结构共同存在。与 Co-Cr-Mo 铸造合金相似，冷却至相变温度以下，低温面心立方结构大部分得以保存，相变产物只存在于狭窄的六方密堆积带中。MP35N 可通过冷加工达到一次强化目的，后续时效处理则可以实现二次强化，但对于这两种工艺下 MP35N 合金强化的本质原因一直存有争议。在 MP35N 合金中，六方密堆积结构占据的空间和宽度决定了合金的拉伸性能，在经过机械变形后，能呈现出六角形晶格点阵排列使合金力学性能和抗腐蚀性能得到明显强化。

MP35N 合金的钴与镍含量与锻造 Co-Ni-Cr-Mo 合金相似，还含有 20%Cr、10%Mo。MP35N 合金相比于其他金属其强度具有明显优势，逐渐成为医用领域的备选材料。MP35N 合金不仅具有良好的韧性和耐腐蚀性，同时也不会引起不良生物组织反应，无毒副作用，适合于骨骼移植、整形手术等领域。

五、医用钴基合金的性能及存在的问题

医用钴基合金具有良好的耐腐蚀性能、耐磨损性能和抗热疲劳性能，热导率高，热膨胀系数较小，杨氏模量不随其强度变化而变化（如表 4-6 所示），生物相容性也较好。但作为植入材料，其力学性能与骨组织相差较大，会有应力屏蔽现象，这将影响其植入效果。人体骨骼的弹性模量只有 3~20 GPa，而大部分传统医用金属的模量则远高于这个值，不利于人体新骨骼的生长。

表4-6 钴基外科植入合金的力学性能

| ASTM牌号 | 合金体系 | 状态 | 屈服强度/MPa | 抗拉强度/MPa | 伸长率/% | 弹性模量/GPa |
|---|---|---|---|---|---|---|
| F75 | Co-Cr-Mo | 铸造 | 450 | 655 | 8 | 248 |
| F590 | Co-Cr-W-Ni | 锻造 | 310 | 860 | 8 | — |
| F562 | Co-Ni-Cr-Mo | 退火 | 241~448 | 793~1000 | 50 | 228 |
| | | 冷加工并时效处理 | 1586 | 1793 | 8 | — |

可锻造钴基合金和可铸造钴基合金都有优良的抗腐蚀性能，在人体内，钴基合金大多数情况下保持钝化状态，只有偶尔可见的腐蚀现象。钴

基合金优良的耐腐蚀性能源于其自发形成的钝化膜，钝化膜的形成会减少金属离子释放，而钝化膜的破坏则是产生点蚀和间隙腐蚀的原因（图4-2）。

钴基合金的点蚀倾向非常小，也较少发生应力腐蚀开裂。但当钴基合金摩擦造成损缺凹陷时，会很快从局部的强烈腐蚀转化为全面的均匀腐蚀而显示出光亮的斑疤。在铸造钴基合金中，由其制备的人工髋关节在体内发生疲劳断裂的概率与不锈钢人工髋关节的相近。而采用锻造钴基合金则可以大大减少这一现象出现。

由钴基合金制成的人工关节同样存在体内松动率较高的问题，其原因可能是由于金属磨损微粒在体内引起组织炎症反应以及它的杨氏模量与骨组织的杨氏模量相差较大。在关节进行运动时，人工关节会发生生物磨损腐蚀，产生磨屑以及金属钴镍等离子的释放，引起细胞与组织的坏死，Co、Ni、Cr离子可能引起皮肤过敏反应，这会导致周边组织炎症、骨质溶解、关节失效和长期毒性等问题，从而导致患者疼痛以及关节的松动、下沉，严重威胁到植入物的使用寿命和人体健康，这也是亟待解决的问题之一。

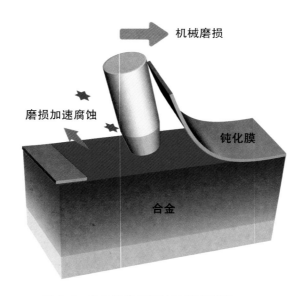

图4-4　合金的磨损腐蚀过程示意图

# 第五节 »»»
## 医用镁合金

### 一、概述

可生物降解材料的出现突破了对现存生物医用金属材料的应用限制。可生物降解植入材料的作用是支持组织再生，治愈特定的创伤。可生物降解植入材料最终通过在生物环境中的降解而消失。近年来，可生物降解镁（Mg）及其合金作为新型材料具有巨大的潜力，因其可生物降解的特点以及抗炎、抗肿瘤效应、抗菌和其他一些生物功能特性而备受关注。1878年，医生爱德华首次用镁线进行结扎止血。他指出，体内镁线的腐蚀速度较慢，降解周期主要取决于镁线的大小。但是，纯镁线太脆，不容易打结。因此，一些合金元素被加入镁中以增加其延展性。1900年，医生欧文·派尔提出了在动物关节中使用镁板或镁片来保护或恢复关节运动的想法。

自20世纪末以来，关于镁及其合金作为可生物降解材料的新一轮研究取得了更进一步的进展。2013年，德国生物电子公司制备了可生物降解镁合金冠状支架，并开发了可生物降解的金属冠状动脉支架。镁支架是一种用于生物修复的支架，具有更好的可生物降解性和快速的吸水性。2015年，韩国研究者报道了用于骨修复的MgCaZn可生物降解螺丝，还报告了53例由合金螺丝修复的手部和手腕骨折病例。Zhao等人在中国使用纯Mg螺丝进行血管骨移植的臀部手术，并完成了100多例临床试验。

## 二、机械性能及改性研究

镁是金属中最轻的金属之一，具有高强度、高延展性和高抗蠕变性等特性，其合金已被广泛研究。然而，作为一种可生物降解的材料，镁合金在体内植入后虽然具有良好的生物相容性、高的初始机械强度，但是随着时间的推移，机械性能在逐渐衰减。因此，许多研究者为了提高可降解植入物的机械性能，从复合材料的制备及制造工艺这两方面入手，对其进行了大量的研究。从机械学的角度来看，镁基合金面临着三个挑战：（1）骨植入物的应力屏蔽；（2）心血管支架的延展性和弯曲性；（3）可降解材料的耐久性。在许多研究中，人们试图通过添加Ca、Al、Zn、Zr和REEs等元素来改善镁基合金的力学性能。镁合金由于其原子大小（约320 nm）和六方密堆体系能够形成含有Al、Zn、Ca和Sr等多种元素的固溶体，并且通过改变合金中元素的含量来获得理想的机械性能。Wang等报告了不同含量的Y（2.5%～7.5%）和Nd（1%～4.2%）的合金会降低延展性而增加强度。Zhou等人通过控制Mg-1Mn-2Z中Nd的含量细化其微观结构，提高强度和延展性及耐久性。Nd含量的增加提高了抗拉强度和延伸率，但是由于$Mg_7Zn_3$的加入影响了微观结构的均匀性，从而降低了抗拉强度。

在生物医学应用中调节机械性能有两种重要的工艺：固溶处理和时效处理。固溶处理多用于非铁合金。而时效处理是把经过固溶处理或冷加工的金属材料有意识地在室温或较高温度存放较长时间以提高硬度和强度的工艺。固溶处理可以增加延展性但是会降低强度。然而，时效处理的结果完全相反。因此，时效处理尤其适用于骨植入物。多项研究表明，由于镁基合金在固溶处理后所得的过饱和固溶体的硬度和强度均较纯溶剂金属的高，同时时效处理初期，随时效时间的延长，硬度将进一步升高，习惯上称之为时效硬化。将镁基合金经过固溶处理和时效处理之后通过挤压方法进行加工被认为是比铸造更好的镁合金制造方法。同时由于Zn的固溶硬化作用和Ca的第二相的形成，挤压出的三元镁合金具有较好的力学性能及持久性能。由羟基磷灰石和磷酸三钙组成的双相磷酸钙通过调整比例不仅可以具有良好的生物相容性同时能够达到理想的降解率，但机械强度欠佳。

通过在磷酸二钙中添加 MgCa 合金形成 MgCaHAp/TCP 复合材料，使磷酸二钙复合材料的强度提高了 200 倍。此外，细胞毒性评价表明 MgCa-HAp/TCP 复合提取液对 L-929 细胞无毒性。与 ZK30 合金相比，复合材料在表面诱导形成类似骨骼的磷灰石层的能力有所提高，这表明表面生物相容性有所增强并且复合材料的降解和析氢速率低于基体合金。

### 三、医用镁合金的生物学性能及研究

镁是人体构成的最重要的元素之一，镁在蛋白质和核酸的合成过程、质膜的稳定和许多其他细胞活动中具有重要的作用。一般成年人体内的镁含量约为 21～28 g，大约有 50% 存在于骨组织中，软组织含有 35%～40%，血清中约有 1%。$Mg^{2+}$ 在决定骨脆性中起着重要作用，主要体现在未成熟骨转化为成熟骨的过程中，软骨和未成熟骨含有高浓度的 $Mg^{2+}$，骨矿物质中 $Mg^{2+}$ 含量在 6%（物质的量分数）左右，但这种浓度随着年龄的增长而逐渐下降。研究表明，Mg 降解导致周围组织释放 $Mg^{2+}$，刺激局部成骨细胞成骨，促进骨愈合。虽然人体对镁及其合金在降解过程中释放的氢气具有一定的耐受性，然而大量的氢气释放会导致手术期出现并发症。因此，应注意控制镁合金的降解速率才能降低气体积聚的危险性，以保证手术的成功。

在对镁合金进行改性的研究中，除了考虑提高机械性能和耐久性能外，还应研究其生物学性能。由于 Zn 参与了免疫系统调节和酶促反应等多种生理功能，因此 Zn 在镁合金中的存在促进了成骨细胞的增殖。在另一项研究中，添加 Al 的镁合金植入物对人体无细胞毒性或神经毒性作用，而且当添加量达 9% 时，成骨细胞的活性随铝添加量的增加而增强。据报道，合金中的 Zr 含量高于 5% 可以减小腐蚀能力，但会导致较差的生物相容性，因此镁基合金中的 Zr 含量应低于 5%。也有研究表明，在镁基种植体中添加 Ca 和 Zr 可以提高种植体的骨整合率和种植体的稳定性。Brown 等人首次采用溶剂浇铸、盐浸法制备了金属颗粒/聚乳酸-羟基乙酸共聚物（PLGA）复合支架，以促进牙齿拔除后的骨组织再生。通过在 PLGA 支架中加入 Mg，可以提高抗压强度和弹性模量，并获得适合于细胞浸润的多孔结构，将碱性降解的 Mg 与酸性降解的 PLGA 混合在一起，可以缓冲整体的 pH 值，并在 10 周降解试验中长期释放 $Mg^{2+}$。Mg/PLGA 复合支架降解产物促进骨髓

基质细胞增殖的实验研究表明这种复合材料在生物学上是安全的，而且可以明显看出Mg的添加增强了生物聚合物基体的力学性能。当与聚合物基体形成复合材料时，镁的耐腐蚀性能提高，并且合成的复合材料的机械强度也会有明显的提升。因此，可以通过更多的研究去开发具有一定机械强度的生物聚合物及镁复合医学材料。

四、医用镁合金的研究与发展

在生物医学应用中，镁基生物材料作为新一代可生物降解金属材料，可以溶解在体液中，这意味着植入的镁可以在愈合过程中降解。如果降解得到控制，在愈合完成后不留下碎片，可以避免去除植入物的二次手术。除了良好的生物相容性外，镁的固有机械特性与人类骨骼非常相似。为了控制镁的降解速度，研究人员一直致力于合成各种成分的镁基生物材料，因为失控的降解性能可能会导致机械性能的丧失、体内的金属污染。因此，开发具有可控降解速率的镁合金具有很高的临床和市场需求。

到目前为止，已有很多在临床使用镁及镁合金的病例。结果表明，在临床上运用镁基螺钉治疗疾病是一种比较理想的方法。然而，镁及其合金在临床上主要用作支撑卸荷型种植体，由于受力状物试验中只进行了板钉系统的试验，临床上未实现镁板与螺钉的联合应用。由于合金元素在镁中的溶解有限，在设计新型可生物降解材料时必须考虑生物相容性和生物降解及机械性能。研究人员通过不同的制造方法，将不同类型的陶瓷和高分子材料与镁及镁合金复合，形成镁基复合材料，并研究了它们的耐腐蚀性能、力学性能和生物相容性。在陶瓷基复合材料中，镁和镁合金通常作为基体，基体由陶瓷增强，而在聚合物基复合材料中，镁和镁合金通常用于增强聚合物基体。此外，随着镁合金在医疗领域的发展，许多不同的潜在产品正在被研究，不仅是强度，而且还有延展性、腐蚀疲劳、应力腐蚀裂缝等，这些都应该成为一些医用植入材料的重点，这将进一步拓宽对镁合金力学性能的研究。

## 第六节 》》》
## 医用贵金属

### 一、医用贵金属概述

贵金属（Precious Metal，PM），也称为惰性金属，位于元素周期表中的第5、6周期过渡族金属中，属于ⅧB和ⅠB族。它们包括以下8种元素：钌（Ru）、铑（Rh）、钯（Pd）、银（Ag）、锇（Os）、铱（Ir）、铂（Pt）和金（Au）。其中Ru、Rh、Pd、Os、Ir、Pt合称为铂系金属（PGM）。这些金属的特点是密度大（12.02～22.59 g/cm$^3$），熔点高（1916～2300℃），化学性质稳定，一般条件下不易与其他物质发生反应，难以被腐蚀。除了以密排六方结构结晶的Ru和Os之外，Au、Ag、Pd、Pt、Rh和Ir是面心立方结构结晶。这些金属大多数拥有艳丽的色泽，在生活中多被用来制作珠宝。但它们还有广泛的工业用途，大量应用于电气、电子、宇航工业。除此之外，贵金属还常见于牙的种植及修复。含有Pt的金属有机化合物常用于癌症化疗药物。

由于贵金属及其合金材料具有独特的抗腐蚀性、低细胞毒性、良好的延展性以及生物相容性。早在几千年前，贵金属就被应用于医学领域。古代贵金属在医学领域中多应用于牙齿修复，用黄金固定牙齿的技术最早应用可追溯到公元前7世纪。在16世纪出版的牙科专著中推荐应用金箔填补牙齿上的缺损。18世纪欧洲以金为原材料的义齿得到了大面积应用。为了保持在口腔环境中的不腐蚀，有些地方直到20世纪初仍用金作为口腔科修复材料。进入20世纪后，随着钴基合金、钛基合金以及医用不锈钢等非贵金属材料的出现，贵金属由于高昂的制作成本以及较差的机械强度，作为植入物在药物和医疗器械中的使用率急剧下降。随着对贵金属的研究及工艺改进，现代研究主要集中在减少贵金属在医学应用中的副作用，同时也着眼于提高药物和医疗器械的效率。Au、Ag、Pd、Pt是医学领域应用最多的贵金属。由于Ru、Rh、Ir具有较高的熔点，可用作晶粒细化剂。Os的氧化物因非常少见且有毒性，很少被应用于生物医学领域。

### 二、医用贵金属的性能及制备

贵金属在纯净状态下的力学性能良好，延展性高，是最好的电导体之一，并且明显比多数其他导电体有更高的硬度，有极高的耐腐蚀性和低化学活性，具备良好的生物相容性（表4-7）。

表4-7　部分贵金属的性质及机械性能

| 性能 | | 金属 | | | | |
|---|---|---|---|---|---|---|
| | | 铂 | 钯 | 铱 | 金 | 银 |
| 晶体结构 | | 面心立方 | 面心立方 | 面心立方 | 面心立方 | 面心立方 |
| 20℃时密度/g·cm⁻³ | | 21.45 | 12.02 | 22.65 | 19.32 | 10.49 |
| 熔点 /℃ | | 1769 | 1554 | 2447 | 1064.4 | 961.9 |
| 抗拉强度 /MPa | 加工后 | 207～241 | 324～414 | 2070～2480 | 207～221 | 290 |
| | 退火 | 124～165 | 145～228 | 1103～1241 | 124～138 | 125～186 |
| 硬度 HV | 加工后 | 90～95 | 105～110 | 600～700 | 55～60 | — |
| | 退火 | 37～42 | 37～44 | 200～400 | 25～27 | 25～30 |
| 铸造 | | 43 | 44 | 210～240 | 33～35 | |
| 20℃时弹性模量/GPa | 静态法 | 171 | 115 | 517 | 77 | 74 |
| | 动态法 | 169 | 121 | 527 | — | — |

与纯金属相比，粉末冶金合金的力学性能明显提高。通过对粉末冶金材料进行合金化处理，使其具有良好的导电性和耐腐蚀性，同时合金的力学强度也有所加强。合金元素的相互作用受每种元素的结晶学性质的影响很大，这是贵金属具有良好生物相容性的关键因素。

### 三、医用贵金属的分类及应用

#### （一）银

银（Ag）以其光亮的外观、高导热导电性、高反射性和非常高的可锻性为特征。银是贵金属中耐蚀性最差的金属。它对多种有机酸、氢氧化钠和氢氧化钾等都具有耐腐蚀性，但是它对无机酸则易反应，加热时溶于盐酸、硫酸、硝酸和王水。它能在室温里耐氧化，但是对于硫却很敏感。在潮湿空气中，易被硫及硫化物腐蚀，生成硫化银。银在医学领域的应用历史悠久，腓尼基人曾经用银制瓶子来盛放水和酒来防止液体腐败。20世纪初期，人们也曾把银币放在牛奶里，来延长牛奶的保鲜期。在抗生素发明之前，银的相关化合物曾在第一次世界大战时用于防止感染。

$Ag^+$以及其化合物对某些细菌、病毒以及真菌表现出毒性，但并不会对人的身体产生毒性，但长期接触银金属和无毒银化合物也会引致银质沉着症。Ag的这种杀菌效应使得它在活体外就能够将生物杀死，这主要是因为大部分的病原菌是单细胞微生物，银在病原菌中氧化成银离子，银离子与细胞膜中的含硫蛋白结合，使细胞膜的完整性受到破坏，进一步使细菌细胞因蛋白质变性，干扰细胞膜的正常功能，导致细胞凋亡，达到灭菌的效果。病原菌死亡后，$Ag^+$还原成Ag原子。Ag对人类免疫缺陷病毒、乙肝病毒和流感病毒等也有明显的抑制作用。近年来，纳米银被用于膏药、烧伤敷料、水过滤系统并用于治疗胃溃疡以及治疗新生儿的眼睛感染。对纳米银进行改性使其获得很好的抗菌作用，在预防和治疗哮喘方面也具备一定的潜力。

#### （二）金及金合金

金（Au）是一种光亮、悦目的黄色金属，通称为黄金，具有非常高的延展性、热传导性、电传导性、耐氧化和耐腐蚀性。高纯度金是单晶，可反射红外线。Au在空气中加热直到熔化都不发生氧化。金不溶于3种强酸，但溶于王水（硝酸和盐酸以1∶3的体积比混合而成）和氰化钾等溶液，不与硫及硫化物反应。金合金中还有许多其他成分，典型的金银合金里含有钯、铜和锌。

黄金在人体内有广泛的用途。19世纪，黄金被用来治疗抑郁症、癫痫等疾病。其实，部分Au的盐类的确有一定预防炎症的作用，并小范围地用注射的方法治疗类风湿性关节炎，减缓软骨和骨骼的炎性损害，缓解关节疼痛。但由于金属状态的Au对所有体内的化学反应呈惰性，所以只有Au的盐类及其放射性同位素有医学价值。金涂层可以提高支架的生物相容性和血液相容性并具有不透射线性。在前列腺癌的治疗，Au的不透射线性有助于医生有针对性地进行放射治疗。放射性Au的同位素$^{198}$Au通过人体时被用作β辐射体用于部分癌症及其他疾病的诊断和治疗。金合金可用于不透射线的标记珠、电极头、电极环、尖端线圈、起搏器和防爆装置的制备。同时金及其合金也用作口腔医学中牙冠修复的金属基底材料。

金纳米颗粒（GNPs），由于具有独特的电和电化学性质，能够在电子控制下储存和释放药物，执行化学传感以及改变细胞活动，现已广泛应用于传感器、催化剂、光学探针和肿瘤光热疗法。纳米级金材料的延展性显著不同，极脆，易碎。免疫胶态金标记技术充分发挥了金纳米颗粒吸收蛋白质分子到其表面的能力。胶体金在弱碱环境下带负电荷，可与蛋白质分子中的正电荷基团形成牢固的结合，由于这种结合是静电结合，所以不影响蛋白质的生物特性。这一特性使其广泛地应用于各种液相免疫测定和固相免疫分析以及流式细胞术等。

（三）铂系金属

铂系金属（PGM）包括铂（Pt）、钌（Ru）、铑（Rh）、钯（Pd）、锇（Os）、铱（Ir）六种金属元素以及它们的合金，该系金属具有良好的生物相容性、惰性、耐腐蚀性、导电性和X射线不透射性，适用于各种医疗器械。铂系金属多用于制造一系列永久性植入式电子设备的基本部件，包括棒材、线材和高度复杂的微机械加工部件。除铂之外，其余铂系金属，Rh、Ir、Ru和Os都是硬白金属，在室温下几乎没有塑性。它们主要作为合金元素用于其他贵金属里。

1.铂（Pt）

Pt的化学性质不活泼，即便在空气中加热至熔点仍能保持光亮，在室温下耐酸和氯化铁腐蚀，仅溶解于能产生游离氯的酸、沸腾的王水和熔融的碱中。

Pt及其合金最普通的用途就是作为催化剂使用。Pt作为一种极佳催化剂，在维生素及其他化学物质的生产中用于氢化。含量达30%Ir的Pt-Ir合金应用于实验室器具的制造，Pt-Ru合金应用于制造注射用针头。以Pt为基础的药物，顺铂和卡铂，自20世纪70年代以来一直为癌症治疗的常用化学药物，具有较好的疗效，由于其具有细胞毒性，影响癌细胞的RNA和DNA发挥作用，因此可以抑制癌细胞的DNA复制过程，并损伤其细胞膜的完整结构，有较强的广谱抗癌作用，临床用于治疗睾丸癌、卵巢癌、肺癌和头颈癌等恶性肿瘤。Pt还被用来制造心脏外科医疗器械，包括起搏器、植入式除颤器、支架、神经刺激器等，还可应用于动脉瘤治疗。

2. 钯（Pd）

Pd为银白色过渡族金属，质软，有良好的延展性和可塑性，能锻造、压延和拉丝。钯能耐氢氟酸、磷酸、高氯酸、盐酸和硫酸蒸气的侵蚀，但易溶于王水、热硫酸及热浓硝酸，此外，熔融的$NaOH$、$Na_2CO_3$、$Na_2O$对Pd均有腐蚀作用。Pd主要用于口腔科，与其他贵金属和非贵金属一起制备成合金来修复牙体缺损。在含Ag的口腔器械中添加少量钯以包覆层的形式防止其在口腔环境中的腐蚀。Pd的放射性同位素$^{103}$Pd用于前列腺癌的治疗，也有人用于乳腺癌的治疗。

3. 铱（Ir）

Ir是贵金属中最耐蚀的金属，不与普通酸（包括热硫酸和王水）作用，但某些熔融盐、氧气及某些卤素单质在高温下可以侵蚀铱。单质Ir为银白色过渡族金属，坚硬易碎，且具有很高的熔点（2450℃）。Ir是唯一一种在1600℃的空气中仍保持优良力学性能的金属，其弹性模量仅次于Os，剪切模量也很高，因此具有很高的硬度。Ir具有良好的机械强度、生物相容性和耐腐蚀性，临床上，常用铂包裹Ir金属丝，用于癌症的治疗，Pt的不透射性保护健康组织免受辐射，暴露的Ir金属丝尖端照射肿瘤，可用于宫颈癌及前列腺癌等治疗。

4. 钌（Ru）

Ru是一种硬而脆的白色金属，在地壳中含量仅为十亿分之一，是最稀有的金属之一，化学性质很稳定。耐腐蚀性很强，常温能耐盐酸、硫酸、硝酸以及王水的腐蚀。Ru主要作为合金元素用于Pt合金和Pd合金。Ru正被用于开发抗癌药物，与Ir一样，Ru也被少量用于医用合金中作为颗粒细化剂，用于选择颗粒尺寸。当Rh、Ir和Ru以合金元素加入到Pt或Pd中时起到硬化剂的作用，有效性依次增加。

**四、贵金属在医学材料中的应用**

用贵金属合金直接使用在目前的医学中并不常见。但金箔的使用在过去很流行，它代表了一种高贵重合金的直接修复技术。医学材料中的大多数贵金属合金用于牙冠修复、颅骨修复，制作植入电子装置、神经修复装置、耳蜗神经刺激装置、横隔膜神经刺激装置、视觉神经装置和心脏起搏器等。

# 第七节 》》》
# 形状记忆合金

## 一、形状记忆合金概述

近半个世纪以来，形状记忆合金（SMAs）因其独特的形状记忆效应（SME）和超弹性（SE）受到了越来越多的关注。接近环境温度的SMAs的力学行为与机体某些硬组织的力学行为相类似。除此之外，SMAs还具有优良的力学性能，包括高强度和抗疲劳性以及相对较低的弹性模量。这些性能使SMAs被广泛地应用于关节置换、脊柱骨折复位、牙科器械等方面。

SMAs具有形状记忆效应，其原理不同于高分子弹性物质的形状恢复原理，在形变过程中，高分子弹性材料内部交联和纠缠的大分子链不断打开、分离而又重新结合，因此可以恢复形状。SMAs是合金在不同温度条件下，由于晶体结构转变导致的材料形状变化。形状记忆合金具有多种形状记忆效应，包括单向形状记忆效应、双向形状记忆效应、全向形状记忆效应、橡胶样行为和磁性形状记忆效应，单向形状记忆效应在医疗应用中最常用的是单向行为。

## 二、NiTi形状记忆合金

NiTi形状记忆合金（NiTiSMAs）的特性一般是在Ni原子占原子总量的49.3%到51%时获得的。据研究表明，二元合金中Ni的原子个数百分比超过51.6%时，硬度很大。在这个较窄的成分范围内，通过控制Ni和Ti原子个数比在51.2∶48.8和50∶50.14之间，便可以得到奥氏体终点温度在−20～100℃之间的合金，这种方法得到的合金称为NiTi形状记忆合金。NiTi SMAs的相转变温度为35℃，当超过此温度时，发生马氏体逆相变。NiTi SMAs之所以拥有超弹性主要是因为在低温状态并受到外力作用时，马氏体发生相变且不遵守胡克定律，使其弹性远超于一般金属材料。虽然，传统合金形变时只要未超过弹性极限，就不会出现损坏等情况。但是，由于反复的形变难免产生塑性形变，当其形变次数达到一定量时，也会断裂。而镍钛形状记忆合金则具有优异的抗疲劳性能。另外，NiTi SMAs中Ni与Ti之间可形成金属间化合物价键，同时，表面与氧气反应形成$TiO_2$膜可以阻碍Ni离子的析出，故具有良好的生物相容性。正是因为这些优良的特性，NiTi SMAs被广泛地运用于生物医学领域。

## 三、NiTi形状记忆合金的研究与发展

近二十年来，智能结构的概念为NiTi SMAs的应用开辟了一个新的领域。人们努力整合形状记忆合金的功能特性，使其更像一个完整的系统去获得智能响应。随着在生物医学领域的应用，NiTi SMAs研究和开发的途径日益增加。如前所述，化合物对相变温度的极度敏感性，会对NiTi SMAs的熔化带来影响。在这一领域的研究对于是否可以发展具有适当修饰的NiTi基合金以降低相变温度对成分的敏感性而不对力学性能和功能性能产生负面影响具有重要的意义。虽然NiTiHf/NiTiZr SMAs具有这种应用的潜力，但是它们在稳定性、延展性、功能性和可靠性方面还仍存在不

足。因此，迄今为止还没有成功的应用。另外，由于大多数SMAs的应用都经历了多次形变循环，所以材料疲劳也是多年来的重点研究领域之一。目前，SMAs中的疲劳问题仍然没有得到很好的解决。另外，以NiTi SMAs制成的智能元件的自适应、多功能、智能结构可能也是未来发展的方向。

四、无镍钛基形状记忆合金

近十几年来，NiTi SMAs因其优异的形状记忆特性和耐腐蚀性在生物医学领域广泛应用，但是，由于Ni元素具有一定的细胞毒性及抗原性，具有生物安全方面的隐患。因此，无镍的钛基SMAs开始慢慢引起人们的重视。到目前为止，报道了几种无镍型钛基二元合金，包括Ti-Nb、Ti-Mo、Ti-V和Ti-Fe。研究者发现无镍钛基SMAs具有与β型钛合金相似的性能，但无镍钛基SMAs的成分与传统的钛合金并不相同。与可回收应变的NiTi SMAs相比，8%的二元钛基SMAs表现出较差的稳定性和较小的可回收应变。因此，许多研究者开始致力于研究无镍钛基SMAs的力学行为，特别是合金成分或热机械处理过程对弹性模量、延展性或疲劳性的影响等。

人体作为一个非常复杂的有机体系，当植入一些仍存在不足的材料时，可能会产生不可预测的不良反应。因此，针对无镍钛基SMAs需要进一步研究下面几个方面：首先，无镍化合物很容易通过溶解的形式在基体中形成氧化物，从而成为高含氧量的杂质。对于这些杂质元素的去除，比较有效的方法是在还原气体下制备和烧结粉末，并且将氧气的含量控制在很低的水平。其次，对于全髋关节置换等骨替换手术，除了考虑抗压强度和弹性模量外，还必须考虑抗拉、抗弯、耐疲劳腐蚀和耐磨损等性能。因为在之前的研究中拉伸循环应变已被证明会影响软组织细胞的形态学、生长方向和增殖以及骨细胞在体外的生物活性。最后，虽然目前已经建立了无镍钛基复合材料的"性质-孔隙率"图谱，但是仍然难以根据其特定的孔结构来准确预测其所有性能。此外，孔隙率、孔隙大小和孔隙形状等因素也会影响循环系统的性能。

五、无镍钛基形状记忆合金的研究与发展

一般采用粉末冶金技术结合空间支架技术制备具有良好柔韧性的无镍钛基SMAs，并能模拟不同硬组织的微观结构，同时促进个性化的设计，为硬组织植入材料的广泛应用开辟道路。在整个过程中，控制基体的微观结构、表面粗糙度和相分布对降低应力集中和腐蚀至关重要。这些因素的有效控制可以大大改善其耐疲劳破坏、磨损和腐蚀性能，从而提高合金的长期耐用性。此外，无镍钛基SMAs具有与硬组织相匹配的优良的形状记忆能力。因此，它们几乎可以满足各种硬组织替换材料对结构和性能的要求。在目前的研究中，将生物活性材料涂覆于合金表面，可以有效提高合金的耐磨性和抗菌性等性能，从而实现骨的生长及稳定。此外，通过混合涂层（如生物活性纳米纤维杂化涂层）和原位表面改性等方法对合金表面进行改性，可以提高合金SMAs材料的耐久性。因此，改性的无镍钛基SMAs被认为是硬质材料最有竞争力的候选材料之一。

**思考题：**

1.临床上常见含有金属的植入物有哪些？

2.医用不锈钢材料主要有哪些方面的应用？

3.医用钛及钛合金有哪些特殊的性能？在临床方面有哪些应用？

4.医用贵金属与普通医用金属相比在哪些方面性能优异？

5.简述形状记忆合金的分类及目前的研究进展。

# 第五章　医用陶瓷材料

    陶瓷作为生物材料的使用最早可追溯到几千年前。1972年，阿马迪奥·博比奥（Amadeo Bobbio）发现了一些有着4000多年历史的玛雅人头骨，在部分头骨中可以见到缺失的牙齿被珍珠贝所替代。珍珠贝是由质量分数95%～98%的陶瓷相碳酸钙和2%～5%的有机物（如纤维蛋白、多糖等）组成的天然复合物。到18世纪晚期，人们开始使用生物陶瓷牙冠。随着陶瓷技术的进步，19世纪晚期，骨科开始使用石膏（二水硫酸钙）进行骨填充。到20世纪，越来越多的新型陶瓷材料被用于医疗行业。1920年，磷酸三钙（TCP）首次被提出作为一种生物可吸收材料来填充骨间隙。然而，磷酸三钙和石膏是脆性较高的陶瓷，不能承受较大的负荷。直到1965年，第一种用于髋关节的氧化铝（$Al_2O_3$）陶瓷材料获得专利，这时人们对坚固陶瓷的需求才开始得到满足。目前，生物陶瓷复合材料和3D打印生物陶瓷是科研工作者们研究的热点。

    本章主要介绍目前临床上常见的生物惰性陶瓷、生物活性陶瓷、可吸收生物陶瓷、生物陶瓷复合材料和3D打印生物陶瓷。

# 第一节 »»»
# 生物惰性陶瓷

生物惰性陶瓷（Bioinert Ceramics）是指在生物体内不发生反应或发生极少反应的陶瓷，包括氧化物陶瓷、非氧化物陶瓷、玻璃陶瓷等。它的化学性质稳定，生物相容性好，在体内耐腐蚀、不易降解，与人体组织不产生化学结合，且其机械性能和功能与人体组织匹配度高。但是，在体内的生物惰性陶瓷会被纤维组织包裹或与骨组织之间形成纤维组织界面，这个特性影响了它在骨缺损修复中的应用。因为纤维组织界面的存在，阻碍了材料与骨的结合，同时也影响了材料的骨传导性。生物惰性陶瓷长期滞留体内会产生结构上的缺陷，使骨组织产生力学上的薄弱。临床上常用的生物惰性陶瓷有氧化铝陶瓷、氧化锆陶瓷、生物惰性玻璃陶瓷、碳素生物材料等。

## 一、氧化铝陶瓷

1969年，将氧化铝陶瓷植入成年狗的股骨作为永久性可移植骨假体的实验表明，多晶氧化铝陶瓷对包括生物环境在内的任何环境都呈现出惰性、优良的耐磨性和抗压性。这些特性使得氧化铝陶瓷成为最早在临床上应用的生物惰性陶瓷。

氧化铝陶瓷的成分主要分为单晶氧化铝、多晶氧化铝和多孔氧化铝。多晶氧化铝陶瓷的力学性能主要取决于瓷体致密度和晶粒大小。一般来说，$\alpha-Al_2O_3$含量越高、晶粒越小、致密度越大，材料的强度就越高。除多晶氧化铝陶瓷外，单晶氧化铝陶瓷也可用作生物医用材料。由于氧化铝单晶结构更为完整，无脆弱的晶界相，在应力作用下不易出现微裂纹和裂纹扩展，因而其力学强度、硬度和耐腐蚀性等均优于多晶氧化铝陶瓷。单晶氧化铝和多晶氧化铝的性能比较见表5-1。

表5-1　氧化铝性能比较

| 性能 | 单晶体氧化铝 | 多晶体氧化铝 |
|------|------|------|
| 抗压强度/MPa | 5000 | 5000 |
| 抗张强度/MPa | 650 | 250 |
| 抗弯强度/MPa | 1300 | 400 |
| 弹性模量/GPa | 400 | 380 |
| 硬度 HV/GPa | 2100 | 1800 |
| 冲击强度/MPa·cm$^{-1}$ | 7.6 | 5.4 |
| 影像力学性能的因素 | 晶格缺陷表面伤痕裂纹 | 纯度、密度、晶体大小 |

氧化铝陶瓷因其优良的性能在生物医学领域都有着重要的应用。目前，在牙科领域，氧化铝已经在牙冠、种植体、基台等领域广泛应用。此外，氧化铝陶瓷在组织工程支架方面也有着重要的应用。研究人员在泡沫氧化铝支架表面掺杂钙、镁、磷等元素，研制出高强度、高孔隙率、生物活性氧化铝组织支架，并通过研究骨细胞对该支架的体外反应，证明该支架在刺激骨细胞反应方面效果显著。

当然除了正畸治疗、组织工程支架这些应用之外，氧化铝陶瓷在其他方面也有着重要的用途。氧化铝陶瓷在骨科的主要应用是髋关节和膝关节的置换。氧化铝陶瓷材料的使用降低了轴承部件的磨损率，产生的离子释放量极低。关于氧化铝陶瓷材料的断裂率有很多报道，因为陶瓷本身的脆性是其主要缺点。但与植入体的整体失败率相比，目前陶瓷的断裂率可以忽略不计。除此之外，氧化铝陶瓷还用作眼眶植入物，即假体眼球，它的制作材料需要满足高孔隙率、硬度和生物相容性这三种特性，氧化铝是符合这三种特性的理想材料。

## 二、氧化锆陶瓷

氧化锆陶瓷是以 $ZrO_2$ 为主要成分的生物惰性陶瓷。根据环境温度和压力的不同，氧化锆以三种晶体形式存在：单斜晶、立方晶和四方晶。单斜晶结构在室温和标准压力下最稳定，是在自然沉积物中发现的形式。在 1170℃时，单斜晶转变为四方晶，并伴有 4%～5% 的收缩。当它在 2370℃呈立方体时，四边形形状进一步收缩。氧化锆陶瓷由于其优良的生物相容性、较高的断裂韧性和强度、较低的弹性模量，在医疗领域主要用于人工关节、牙冠、瓣膜以及手术器械等方面。氧化锆陶瓷的性能见表 5-2。

表 5-2  氧化锆陶瓷的性能

| 性能 | Y-TZP | Ce-TZP | Ca-PSZ | Mg-PSZ |
|---|---|---|---|---|
| 抗弯强度/MPa | 800～1300 | 500～800 | 400～700 | 430～720 |
| 断裂韧性/MPa·m$^{-\frac{1}{2}}$ | 8～15 | 6～30 | 6～9 | 7～15 |
| 弹性模量/GPa | 约200 | 约200 | 约210 | 约200 |
| 硬度 HV/GPa | 100～120 | 70～100 | 约170 | 约150 |
| 热膨胀系数/$10^{-6}$ | 约10 | — | 约9 | 约9 |
| 导热系数/W·m$^{-1}$·K$^{-1}$ | 2～3 | — | 1～2 | 1～2 |

氧化锆陶瓷是目前强度最高的牙科修复材料，临床上可以用于制作牙冠、人工牙根。氧化锆陶瓷在牙科中的应用满足了对美学的要求，如颜色、半透明度等。与传统的金属冠、金属烤瓷冠相比，白色到象牙色的氧化锆陶瓷具有天然的优势，这是目前牙科修复材料向无金属牙科修复体方向研究和发展的主要原因。除此之外，与金属烤瓷冠相比，氧化锆陶瓷能够更好地保护牙龈等软组织颜色，并且氧化锆陶瓷材料不会有金属被腐蚀、电偶联的风险。随着临床对全瓷修复的需求不断增加，氧化锆陶瓷正成为牙科领域重要的修复材料。

氧化锆陶瓷拥有优异的抗弯强度，并且由于其相变增韧机制，裂纹扩展更少。因此在其他医学领域，这些优越的特性使氧化锆陶瓷适合于髋关节和其他关节置换，特别是髋关节股骨头置换。到了20世纪90年代，氧化锆陶瓷制股骨头已经非常常见，且氧化锆陶瓷制股骨头的临床破裂率要低于氧化铝陶瓷制股骨头。

### 三、生物惰性玻璃陶瓷

玻璃陶瓷（glass-ceramics）又称微晶玻璃，是在玻璃基质中加入晶核形成剂，并通过一定的热处理，使玻璃基质析出晶体，即形成玻璃和晶体共存的状态。医用玻璃陶瓷包括生物活性玻璃陶瓷和生物惰性玻璃陶瓷，生物惰性玻璃陶瓷主要应用于口腔医学领域。

玻璃陶瓷是20世纪50年代初发展起来的一类无机材料，它以较高的机械强度、硬度及良好的热稳定性和化学稳定性等特点著称。玻璃陶瓷按基础玻璃成分，可分为硅盐玻璃陶瓷、铝硅酸盐玻璃陶瓷、硼硅酸盐玻璃陶瓷、磷酸盐玻璃陶瓷及硼酸盐玻璃陶瓷五大类，也可根据玻璃析出的结晶成分，分成氧化质为磷灰石质玻璃陶瓷、白榴石质玻璃陶瓷、云母质玻璃陶瓷。表5-3是一些生物惰性玻璃陶瓷的应用和特征。

表5-3 生物惰性玻璃陶瓷的应用和特征

| 惰性生物医用玻璃陶瓷 | 应用 | 特征 |
| --- | --- | --- |
| $MgO-Al_2O_3-TiO_2-SiO_2-CaF_2$ 系玻璃陶瓷 | 股骨头 | 高强度,耐磨,耐腐蚀 |
| $Li_2O-ZnO_2-SiO_2$ 系玻璃陶瓷 | 人工关节 | 较高强度,较耐磨 |
| $K_2O-MgF_2-MgO-SiO_2$ 系玻璃陶瓷 | 牙冠 | 可铸造,折射率接近天然牙 |
| $CaO-Al_2O_3-P_2O_5$ 系玻璃陶瓷 | 牙冠 | — |
| $Li_2O-Al_2O_3-Fe_2O_3-SiO_2-P_2O_5$ 系玻璃陶瓷 | 体内治愈癌症 | 含强磁型晶体可转变放射性 |

与普通玻璃相比，玻璃陶瓷具有许多优良的性能，其机械强度比一般玻璃的机械强度高得多，抗压强度为 $0.59\sim1.02$ GPa，抗弯强度为 $88.2\sim220.5$ MPa，抗张强度为 $49\sim137$ MPa。经过特殊处理或增强的玻璃陶瓷的抗弯强度高达 400 MPa 以上，抗冲击韧性达 3000 J·m 以上，虽然强度显著

高于普通玻璃的强度，但玻璃陶瓷仍属脆性材料。玻璃陶瓷的硬度很高，接近淬火工具钢的硬度，维氏硬度为5.9～9.3 GPa，耐磨性能突出。热膨胀系数低也是玻璃陶瓷的特点之一，玻璃陶瓷耐强酸、强碱性能也高于一般玻璃的耐强酸、强碱性能。生物惰性玻璃陶瓷与人体组织几乎无反应，是一种重要的生物惰性材料。

### 四、碳素生物材料

碳是生物惰性的材料，在人体中物理性能佳、化学性能稳定、无毒性、与人体组织亲和性好、质轻而且具有良好的润滑性和抗疲劳特性，它的弹性模量、致密度与人骨骼的大致相同。碳材在体内不发生反应和溶解，耐腐蚀，对人体组织的力学刺激小，有较好的生物相容性，与血细胞中的元素相容性也极好，不影响血浆中的蛋白质和酶的活性，抗凝血性能好，是一种优良的生物材料。采用不同的生产工艺，可得到不同结构的碳素材料，主要的类型有以下三种：

1.玻璃碳材是通过加热预成型的固态高分子材料使其易挥发组分挥发而制得的。材料的断面厚度一般小于7 mm。玻璃碳的密度较低，其耐磨性和化学稳定性好，但强度与韧性均不如热解碳的强度和韧性，一般只在力学性能要求不高时使用。

2.热解碳（LTI碳）是将甲烷、丙烷等碳氢化合物通入硫化床中，在1000～2400℃热解、沉积而得的。沉积层的厚度一般为1 mm。LTI碳的弹性模量为20 GPa，抗弯强度高达275～620 MPa，且韧性好，断裂能为5.5 MJ/m³，而$Al_2O_3$陶瓷的断裂能仅为0.18 MJ/m³，即碳的韧性比$Al_2O_3$陶瓷的韧性高25倍。碳材料耐磨性和抗疲劳性较好，能承受较大的弹性应变而不至于使自身擦伤和损伤。

3.低温气相沉积碳（ULTI碳）是用电弧等离子体溅射或电子束加热碳源而制取的各向同性的碳薄膜，其薄膜厚度一般在1 μm左右。ULTI碳具有高密度和高强度，通常只仅作为薄的涂层材料使用。ULTI涂层与金属的结合强度高，加上涂层的耐磨性良好，所以是制造人工心脏瓣膜的理想材料。

碳素材料是用于心血管系统修复的理想材料，至今世界上已有近百万患者植入了LTI碳材的人工心脏瓣膜。另外，碳纤维与聚合物复合材料可用于制作人工肌腱、人工韧带、人工食道等。这些材料的缺点是在机体内长期存在会发生碳离子扩散，从而使周围组织染色，但至今尚未发现对机体的不良影响。

## 第二节 »»»
## 生物活性陶瓷

生物活性陶瓷（Bioactive Glass Ceramics）是由羟基磷灰石、磷酸三钙和碳酸磷灰石等磷酸钙盐或其复合物组成的生物陶瓷，其成分接近骨骼的矿物质部分。与生物惰性陶瓷不同，生物活性陶瓷要求为骨黏附和骨长入提供有利的表面，同时，其对承重能力方面要求不高。生物活性陶瓷钙磷比和材料结构决定了陶瓷材料是否具有表面生物活性或可吸收性，故又分为表面生物活性陶瓷和生物可吸收性陶瓷。

表面生物活性陶瓷是指一类具有良好的生物相容性，并可与机体组织形成牢固的化学键合的陶瓷材料。这类材料与骨组织之间的结合界面不会或很少形成纤维组织膜，其释放的离子或降解产物对机体无害，并可参与机体的代谢过程，刺激或诱导组织再生和修复。生物可吸收性陶瓷是指植入机体后，能被机体部分或全部吸收降解的材料，在生物体内能诱发新骨生长，又称可降解生物陶瓷，主要包括β-磷酸三钙（β-tricalcium Phosphate，β-TCP）、磷酸钙骨水泥（Calcium Phosphate Cement，CPC）等，详见本章第三节。

本节主要介绍生物活性陶瓷，其中最具代表性的包括：

羟基磷灰石陶瓷（Hydroxyapatite Ceramics，HApC）、生物活性玻璃（Bioactive Glass，BAG）和生物活性微晶玻璃（Bioactive Glass-ceramics，BGC）。

## 一、羟基磷灰石生物活性陶瓷

### （一）HAp陶瓷的结构

羟基磷灰石（Hydroxyapatite，简称HA或HAp），是脊椎动物骨骼中的重要无机成分，占全骨的60%。其分子式为$Ca_{10}(PO_4)_6(OH)_2$，微溶于水，呈弱碱性，微观结构是针状的六方晶格，它是最常见的磷酸钙基活性陶瓷材料，其Ca/P值为1.67。

### （二）HAp陶瓷的性能特点

羟基磷灰石生物活性陶瓷是最典型的生物活性陶瓷，将其植入体内后，能与组织在界面上形成化学键合。HAp陶瓷具有优良的生物相容性，其分子结构与脊椎动物正常骨的无机成分非常近似，对生物体组织无刺激性、致敏性、致癌性、毒副作用和排斥作用。HAp陶瓷在体内有一定的溶解度，能释放对机体无害的某些离子，参与体内代谢，对骨质增生有刺激和诱导作用，能促进缺损组织的修复，具有生物活性。

### （三）HAp陶瓷的应用

#### 1.骨组织工程

大量的体内外实验结果表明，当HAp陶瓷与成骨细胞共同培养时，HAp陶瓷表面有成骨细胞聚集。当HAp陶瓷植入骨缺损时，骨组织与HAp陶瓷结合紧密，中间无纤维组织界面，植入体表面有磷灰石样结构形成。实验发现，经HAp陶瓷涂层处理的种植体植入动物骨后，4周就可观察到种植体细孔中有新骨长入，种植体与骨组织之间无纤维组织存在，两者可以形成紧密的化学性结合。一些金属种植体表面涂覆了HAp陶瓷涂层，为骨组织提供了生物相容性环境，同时减少了金属离子的释放，使金属表面免受体液腐蚀。目前临床上将HAp生物活性陶瓷用于骨缺损填充、口腔种植、人工脊椎骨、耳听骨缺损修复、整形整容等多个领域。但HAp活性陶瓷的断裂韧性较低，抗疲劳强度差，因此仅限于不承重的应用中。为了弥补HAp活性陶瓷的缺陷，将其与多种材料进行复合，以增强其机械性能和加工性能，是目前比较可行的解决方案。

2.软组织修复

HAp陶瓷对软组织也同样具有良好的相容性，将其植入肌肉或韧带等软组织，一段时间后，HAp陶瓷被一层较薄的纤维结缔组织紧密包绕，无炎性细胞和微毛细血管存在，因此HAp活性陶瓷也可用于软组织修复中。有人曾把纽扣状致密HAp陶瓷植入手臂皮肤表面，经过数年，植入体仍在皮肤中稳定存在，周围皮下组织未见异常。

3.生物诊断和生物检测

HAp陶瓷是常用的生物成像试剂之一，并且HAp陶瓷的纳米颗粒组成相对简单，能吸入有机荧光分子和部分发光基因。

4.基因和药物传递、免疫治疗

HAp陶瓷的纳米颗粒具有独特的多孔结构以及良好的生物活性，被广泛应用于药物传递、基因传递和肿瘤治疗中。

二、生物活性玻璃

（一）概述

生物活性玻璃（BAG）是在1971年由美国研究者Hench首次提出的概念，其主要成分为$SiO_2$、$P_2O_5$、CaO和$Na_2O$。它是一种能够满足或实现特定的生物、生理功能的硅酸盐玻璃。这类材料生物活性很高，因其在体内与骨组织和软组织均有良好的结合性，其作用机制为：在玻璃表面溶出$Na^+$、$Ca^{2+}$、$P^{5+}$等离子，玻璃表面形成一层富含硅的凝胶层，在骨细胞增殖过程中，骨胶原纤维可以进入此凝胶层内。在此附近，由于钙和磷的富集，同时也生成了碳酸羟基磷灰石晶体（cHAp）；当这个晶体与周围自然骨延伸出来的新生骨相遇时，会形成强烈而牢固的化学键，由于表面的cHAp能与骨胶原纤维形成很强的化学键，所以生物活性玻璃也能通过cHAp和骨胶原纤维层与软组织形成牢固的化学键，因此具有生物活性。

将BAG植入机体骨缺损部位，BAG可与骨组织直接结合，起到修复骨组织、恢复其功能的作用。由于生物活性玻璃化学稳定性差，易与环境中的水发生反应，因此须保持干燥，防止在加工、灭菌和保存过程中变质。

（二）生物活性玻璃的应用

1.人工骨材料

生物活性玻璃具有良好的耐酸碱腐蚀性、生物相容性和耐磨性，可用于各种骨缺损、骨折的修复愈合，例如骨组织修复材料 Nova Bone 用于各种骨缺损、骨折的修复，45S5生物活性玻璃和 Ceravital 生物活性玻璃用于中耳外科手术等。

### 2.组织工程支架材料

生物活性玻璃因其优异的生物活性、组织亲和性和特有的生物降解性能，已应用于组织工程支架的构建。有研究者制备的生物玻璃和高分子复合材料，既能提高生物活性、细胞亲和性及机械性能，还能控制降解速度，使其具有更高的特异性。

### 3.治疗癌症

生物活性玻璃可埋入肿瘤部位附近，通过在磁场下发热的特性，可对癌细胞进行热辐射，而不损伤正常组织。

### 4.其他

此外，生物活性玻璃还可用于药物治疗载体、肌肤护理、美白去皱、烧伤烫伤、口腔及肠胃溃疡等众多领域。

### 三、生物活性微晶玻璃

生物活性微晶玻璃（BGC）是在玻璃组成中加入 CaO 和 $P_2O_5$，并采用一定的热处理工艺，使玻璃基相中析出具有优良的生物相容性和生物活性的羟基磷灰石晶体，从而形成一种含有大量均匀分布微晶和残余玻璃相的复合材料，故又称为玻璃陶瓷（Glass Ceramics）。它具有玻璃和陶瓷的双重性能，比陶瓷的透光度高，比玻璃的韧性强。

玻璃陶瓷具有优良的生物相容性、高机械强度、可控制热膨胀性能、耐热冲击、耐化学腐蚀、低介电损耗、高断裂韧性等优越性能，优于其他生物陶瓷材料甚至自然骨，可用于制作一些承力的骨植入部件，如脊椎及四肢骨置换部件等。玻璃陶瓷还可以被制备成致密或多孔的块状或粉状材料，应用为椎骨、椎间盘、髂骨或相应部位的填充材料。研究发现，磁体微晶玻璃表面的硅胶层上可生成能与人体组织良好结合的碳酸羟基磷灰石，具有良好的生物活性和强磁性，可起到温热治癌作用。除此之外，玻璃陶瓷在中耳骨改善听力、下颌骨缺损修复、腭裂整复术中均有研究并取得了一定的进展。

# 第三节 》》》
# 可吸收生物陶瓷

可吸收生物陶瓷材料是一种植入体内后随新骨形成而逐渐降解的陶瓷材料，通常作为一种临时性骨替代材料用于组织工程领域，目的是在降解时以相匹配的速率诱导骨再生，最终达到修复组织功能、形态的目的。Driskell等于1973年发现β-Ca$_3$(PO$_4$)$_2$多孔陶瓷材料在植入生物体后，可以被快速吸收，并发生骨置换，因此又称之为生物可降解性陶瓷材料。可吸收生物陶瓷材料经过成形、烧结工艺，制备成与骨结构相似的高强度功能性支架，植入组织缺损部位，在生物体体内起着空间骨架和临时填充作用，在新生骨组织逐步形成的同时，通过多种机制降解，如以生物理化学溶解、多核细胞介导吞噬作用，以及由于前两种机制破坏了结构完整性而造成进一步的机械碎裂，并最终排出体外。目前广泛应用的生物可吸收性陶瓷包括磷酸钙类、硅酸钙类。

## 一、磷酸钙基陶瓷材料

磷酸钙基生物陶瓷材料的成分与骨基质中的矿物相似，在逐渐降解过程中释放的钙、磷等元素易于被组织吸收，参与机体新陈代谢，作为原料被成骨细胞吸收并用于新骨重建，因此具有良好的生物降解性、生物活性和骨传导性。

（一）磷酸三钙

磷酸三钙（TCP）存在α和β两种晶体形态，分别为α-TCP和β-TCP，其中β-TCP是目前应用最广泛的可吸收生物陶瓷，属三方晶系，是磷酸钙的一种高温相。β-TCP植入机体后与骨直接融合，没有任何局部炎症反应和全身不良反应，并且其相关衍生物也不引起细胞毒性作用。这些生物学特性使TCP构建在组织工程支架之外，还具有诱导根尖周骨质再生、牙髓钙桥形成的能力，在口腔医学领域得到广泛应用和重视。

β-TCP的钙磷比为1.5，此时晶体形态最稳定。钙磷比在决定体内溶解性和吸收趋势上起着重要作用，所以和HA相比，β-TCP更易于在体内溶解，其溶解度约比HA的溶解度高10～20倍。β-TCP在体内的降解速率可因其表面构造、结晶构型、含孔率及材料纯度的不同而异，其力学特性则主要与孔隙率有关，孔隙率升高其抗拉、抗压能力降低，脆性增加，断裂韧性降低，但是可降解性会相应提高。磷酸三钙的缺点是机械强度偏低，而且快速溶解也会降低支架的力学强度，对诱导成骨产生一定的不利影响。除降低孔隙率以外，可考虑与其他材料复合以提高强度。

HA比β-TCP具有更高的机械强度和较低的降解速率。因此，20世纪80年代末引入了HA/β-TCP复合支架来综合二者的优点，改善物理、化学、力学及生物性能。当磷酸三钙与HA结合时，会产生双相磷酸钙（BCP）的混合物。与其他磷酸钙陶瓷相比，β-TCP在可控生物活性、稳定性、同时促进骨向内生长，尤其是在大块骨缺损和可控降解率方面具有显著优势，因为β-TCP的降解率高于HA的降解率。HA/β-TCP复合支架植入人体后可释放钙、磷离子，覆盖在其表面，能与骨基质紧密结合，并且在释放钙、磷离子的过程中支架内可以形成大孔隙，在提供成骨离子环境的同时为骨细胞提供定植环境，使其具有良好的骨传导性。此外，该复合支架还拥有较高的蛋白质吸附能力和诱导成骨细胞分化能力，从而具有骨诱导性。这些特性决定了HA/β-TCP复合支架在临床上有巨大的应用价值。

（二）磷酸钙骨水泥

磷酸钙骨水泥（CPC）是由一种或多种磷酸钙盐混合物（如α-TCP、β-TCP、HAp和无水磷酸氢钙等）与一定比例的水或水溶液混合后，形成一种具有可塑性的糊状物，并且能在植入机体后逐渐固化，形成骨组织的替代材料。它是一种新型的骨组织修复和填充材料。其固化产物与天然骨的无机成分类似，因此具有良好的生物相容性，同时它还具有良好的骨传导作用，在自身降解过程中，能刺激周围骨组织的生长，故其被广泛应用于颌面骨缺损修复中。此外，在人体体温下的可注射性和自固化性能是CPC突出的优点，其固、液相按一定比例混合，先形成一种可任意塑形的、能用于注射的糊状物，然后通过结晶反应，最终形成羟基磷灰石或磷酸钙而固化，需特别注意的是它在固化过程中体积和热量的变化几乎没有，固化时间通常为15～30 min。

由于磷酸钙骨水泥仅具有骨引导作用，其骨生成量并不能满足临床需要，常将可诱导骨生成的生长因子、蛋白等物质载入CPC中，这样不仅能使其具有骨诱导活性，还能加快新骨形成和CPC的降解成骨速度。CPC还可作为药物载体用于临床骨缺损修复手术中，实现向局部组织长时间释放药物，达到局部药物高浓度，从而延长药物的有效治疗时间。

## 二、硅酸盐陶瓷

硅酸钙（$CaSiO_3$，CS）陶瓷是骨组织工程领域新开发的一种可吸收生物陶瓷。CS陶瓷具有良好的生物相容性和生物降解性。它降解释放形成的硅等活性离子微环境能够调控骨髓间充质干细胞（BMSCs）向成骨细胞分化，并促进成骨基因的表达，具有良好的成骨活性，并能促进BMSCs和成骨细胞与内皮细胞的交互作用，最终诱导骨生成和血管生成。有研究者比较了多孔CS陶瓷和β-TCP陶瓷诱导兔颅骨缺损部位新骨再生的能力，发现多孔CS陶瓷吸收率更高，能够刺激更多的骨再生。但CS陶瓷的快速降解可使周围环境中的pH值增大，不利于细胞生长。通过控制CS陶瓷的煅烧温度可以改善其结晶度和降解速率，从而加强新骨形成能力。此外，与许多其他生物陶瓷一样，硅酸钙的脆性和低韧性阻碍其在承载应用方面的发展。硅酸三钙（$Ca_3SiO_5$，C3S）也是一种硅酸盐陶瓷，它是一种很有前景的可注射类生物活性材料。有研究表明，C3S浆料能够诱导HA形成并缓慢地溶解在SBF模拟体液（SBF，Simulated Body Fluid）中，在一定浓度范围内能够刺激细胞生长。

# 第四节 »»»
# 生物陶瓷复合材料

陶瓷基复合材料是以陶瓷为基体，添加其他种类材料而形成的一类复合材料。陶瓷类材料最显著的优势是强度高、刚度高、耐高温、相对质量较轻、抗腐蚀，但其弱点是脆性大，在应力状态下产生的裂纹极易导致材料断裂和失效。因此，以陶瓷为基体，与多种材料复合可以构建出具有不同优秀特性的陶瓷复合材料。例如，较典型的树脂-陶瓷复合体、纤维增强陶瓷基复合材料、经表面改性的陶瓷复合体等，这些材料在保留了陶瓷固有的高强度和耐高温性能基础上，克服了传统陶瓷的疲劳特性和韧性问题，还能增强陶瓷的生物相容性，因此生物陶瓷复合材料在临床应用时可以发挥多种优势。

## 一、树脂-陶瓷复合材料

树脂-陶瓷复合材料主要应用于口腔修复学领域。目前，牙体与材料的弹性模量不匹配是修复牙体缺损过程中的一个重大问题，牙釉质和牙本质的弹性模量远低于陶瓷材料的弹性模量，而远高于高分子复合材料的弹性模量，这就导致了牙体的折裂、天然牙的磨耗和材料的磨耗。近些年，以陶瓷材料为主要构成成分，并添加有机聚合物的复合材料开始不断涌现。这种新型的树脂-陶瓷复合材料通常由CAD/CAM技术制作而成，其中有机物构成支架，并以陶瓷颗粒（质量分数>50%）高度充填。与传统的陶瓷材料相比，这种含有有机物的陶瓷复合体具有以下特殊的性能：

（1）降低了材料的脆性和硬度，与牙本质的弹性模量更接近，不仅更易切削，而且与天然牙釉质的磨耗程度相似，减少了对天然牙的磨耗；

（2）便于使用树脂修补，增加了修复体的使用寿命；

（3）调改后不影响强度，临床操作简便；

（4）便于通过计算机辅助设计与制造完成椅旁制作。

2013年问世的Vita Enamic（VITA）是首次商用的树脂-陶瓷复合材料，它由86%的长石质玻璃陶瓷与树脂聚合物组成了双重网络结构，其强度约为150～160 MPa，弹性模量约为30 GPa，非常接近牙本质的相关特性。与传统的牙科陶瓷相比，其韧性和弹性加强；与现有树脂材料相比，其耐磨性、强度及抗变色能力更优异，其高透明度非常适用于前牙的美学修复。除此之外，材料的边缘适合性、可加工性均优于其他的CAD/CAM陶瓷。此外，其最小备牙量也小于玻璃陶瓷的最小备牙量，不仅有效保护了天然牙，而且扩大了适应症，适用于贴面、嵌体、高嵌体、单冠以及制备量明显不足和修复空间非常有限的微创修复病例。

Lava Ultimate是一种树脂纳米陶瓷，在经加工处理的树脂支架中，充填了约占80%的聚合物$SiO_2/ZrO_2$纳米陶瓷填料，美观性能持久稳定，强度达200 MPa，可用于后牙的缺损充填。其应用较Vita Enamic局限，在临床黏接单冠时，由于可能脱黏接，仅用于嵌体、高嵌体及贴面，而且在牙体预备时要尽量设计最大程度的内部固位型。目前，这类材料仍存在一些缺陷，如耐磨性、透光度不如玻璃陶瓷，所以研究仍局限于体外试验，还未真正地步入临床研究。

二、纤维增强陶瓷基复合材料

由于大部分生物陶瓷材料的断裂韧性和脆性低，因此在承载性部位和无骨再生组织的应用中受到限制。将其他物质（碳纤维、$ZrO_2$和$Al_2O_3$等）和生物陶瓷结合可以有效提高生物陶瓷材料的力学性能。纤维具有高弹性，能阻止裂纹的扩展，与陶瓷复合后可以有效提高陶瓷的韧性，得到有优良韧性的纤维增强陶瓷基复合材料。陶瓷复合材料的增韧机制包括：微裂纹增韧、裂纹偏转增韧、裂纹桥连增韧、裂纹钉扎增韧、拔出效应增韧、相变增韧、断裂能增韧。在一种陶瓷基复合材料当中，往往会同时存在不止一种增韧机制，多种增韧机制可以同时发挥作用，通过搭配组合不同的增韧机制也是研究热点之一。然而，碳纤维、$ZrO_2$ 和 $Al_2O_3$ 属于惰性陶瓷，它们的加入会在一定程度上降低磷酸钙陶瓷的生物活性。此外，由于磷酸钙陶瓷不具备促进血管生成的作用，将其与生物活性玻璃或硅酸钙陶瓷结合，可以促进骨生成和血管生成。

三、表面改性的陶瓷复合材料

聚合物对生物陶瓷进行表面改性，既能调节支架的降解速率，提高力学性能，又能进一步改善支架的生物活性。非降解聚合物和可降解聚合物都可被用于制备复合物支架，但是非降解聚合物生物相容性低，植入体内后在其周围会形成纤维囊，影响组织再生修复效果。可降解聚合物与生物陶瓷的复合是目前研究的热点，如生物降解性和生物相容性较好的聚己内酯（PCL）、聚乳酸（PLA）和聚丙交酯-共乙二酸（PLGA）等。通过3D打印技术制备出的多孔有机物-陶瓷复合骨组织工程支架，具有优异的抗菌和骨传导特性，同时提高了细胞在支架表面的黏附能力、机械强度和稳定性，增强了支架的生物活性和成骨细胞响应。

近年来，随着纳米技术的飞速发展，出现了越来越多的纳米生物陶瓷与聚合物复合物。纳米级的生物材料具有一系列纳米效应，例如其特殊的表面特性更有利于细胞黏附、分化和迁移，促进细胞生长和再生组织形成。研究表明，纳米级别的生物玻璃复合物相比于微米级别的生物玻璃复合物骨传导性更好。纳米结构的PLA纤维支架在促进细胞成软骨分化方面有特殊的优势。而在PCL/纳米HA复合支架中，纳米HA的存在可提高支架的力学性能和体外细胞反应，改善成骨活性和骨生成能力。

## 第五节 »»»
# 3D打印生物陶瓷

### 一、3D打印技术概述

3D打印（3D Printing，3DP）是一种快速成型技术，即增材制造。它是通过计算机软件技术、材料科学、机械理论等多学科的系统性综合，以数字模型文件为基础，运用粉末状金属或线性塑料等可黏合材料，通过逐层堆叠积累的方式来构造实体的技术。

在当今医学领域中，3D打印技术种类有很多，包括熔融沉积成型（Fused Deposition Modeling，FDM）、多喷头喷射（Multi-jet，MJ）、彩色喷墨（Color-jet，CJ）、电子束熔融Electron Beam Melting，EBM）、光固化立体成型（Stereo Lithography Apparatus，SLA）、聚合物喷射（Poly-jet，PJ）、选择性激光烧结（Selective Laser Sintering，SLS）、直接金属激光烧结（Direct Metal Laser Sintering，DMLS）、分层实体制造（Laminated Object Manufacturing，LOM）、数字光处理技术（Digital Light Processing，DLP）以及三维打印黏结成型（3D Printing Bonding Molding，3DP）等。其中光固化立体成型、多喷头喷射、聚合物喷射等成型工艺具有较高的成型精度、较薄的层厚，以及相对低廉的经济成本，是较为理想的制作工艺，在未来的医疗领域有广阔的前景。

3D打印的整个过程基本上可分为4个步骤：

（1）数字模型建立：利用扫描或计算机辅助设计的数据，在软件内创建一个数字化可视的3D模型；

（2）模型分析：对3D模型进行分析处理，利用"分层切割"形成许多"二维层"数据；

（3）模型打印：采用逐层堆积材料的方式建立物体的实体模型，逐层打印出目标3D对象；

（4）打印完成后的处理：包括打印对象的处理以及支撑结构的彻底清除等。

这个基本的工作流程能够适用于不同类型的3D打印技术，可广泛用于金属、陶瓷、高分子聚合物等打印材料。

可用于3D打印的医学材料也有多种，如热塑性塑料、金属粉末、石膏粉末、陶瓷粉末、光敏聚合物等。目前医学领域的3D打印技术可利用的材料大致分为两类：生物材料和非生物材料。生物材料具有一定的生物活性，其中包含蛋白质、细胞等生物单元；而非生物材料主要指金属粉末、石膏粉末等材料。3D打印材料是3D打印的物质基础，也是限制3D打印进一步发展的技术瓶颈。

二、材料和性质

生物陶瓷（Bioceramics）是指用作修复和重建机体的陶瓷。生物陶瓷需要具备如下条件：良好的化学稳定性、物理稳定性、生物相容性、力学相容性，与生物组织优异的亲和性、抗血栓、灭菌性等。在3D打印生物陶瓷领域，羟基磷灰石（Hydroxyapatite，HAp）、β-磷酸三钙（Tricalciumphosphate，TCP）和生物活性玻璃（Bioglass，BG）是应用最广泛的生物陶瓷。生物陶瓷与生物组织的结构和化学成分相似，具有良好的生物相容性，在生物医学工程领域有广阔的应用空间。

陶瓷本身具有高硬度和高脆性的性质，同时也有低刚度、低韧性、易破碎的缺陷，制造和加工十分困难，难以形成结构复杂的设计对象，最终限制了陶瓷元件的设计和应用。通常当生物陶瓷构件孔隙率大于60%、孔径分布在50～1000 μm时，更有利于生物陶瓷植入物在植入后与机体生长结合。此外，生物陶瓷植入骨一般还要求具有小于10 μm的微孔，使生物植入骨植入后具有较强的蛋白质吸附能力和离子交换能力。传统的陶瓷材料成型方法主要有干压成型、等静压成型、注浆成型、流延成型、注射成型、注凝成型等，这些方法只能形成结构简单的模型，无法满足形状复杂的零件制造，而3D打印技术为形状结构复杂的三维异形陶瓷元件的成型提供了一种有效的方法。

传统的3D打印生物陶瓷支架仍有许多不足，例如功能单一、成骨效率不高，而且存在难以诱导新生血管长入的问题。这些问题使得现有的3D打印生物陶瓷支架并不能立即替代目前的临床治疗方法。为了改善3D打印生物陶瓷支架的生物学性能，并构建多功能支架从而拓宽其在生物医学领域中的应用，研究者从支架材料的组分和结构两个方面出发，系统研究了运载活性成分、掺杂微量元素、表面功能修饰以及优化多孔结构、构建微/纳米结构、构建仿生结构诸多策略，从而为患者量身定做高性能、多功能的3D打印生物陶瓷支架。

三、研究进展

（一）口腔医学

由于3D打印技术的效率较传统陶瓷成型工艺的效率低，因此该技术目前常被用于制备需要精细结构同时体积较小的材料。近年来，3D打印技术在口腔医学领域发展迅速，主要应用于牙体口腔修复、口腔颌面外科、口腔种植和口腔正畸。使用3D打印生物陶瓷材料原位打印制作口腔内模型，可避免细菌感染，解决缺损区难以完全填充的问题，另外，应用于牙齿支架，精度可达微米级。此外，植入口腔的3D模型与口腔内骨骼具有良好的相容性，促进了成骨细胞的增殖和分化，为成骨细胞的快速形成提供了支持。

（二）组织再生

3D打印技术可以通过两种方式促进组织再生：一种方式是使用3D打印制作生物支架收集宿主干细胞，植入机体后，宿主干细胞分化为成熟细胞，重新填充并降解支架，最终以沉积形式生成新的细胞外基质；另一种方式是通过释放生物支架上的各种化学物质和细胞因子，促进宿主细胞的增殖和分化。目前，应用最广泛的组织再生项目包括组织和气管再生、神经组织修复、皮肤和表皮组织修复、器官组织修复等。

### （三）骨组织工程支架

创伤、肿瘤或疾病引起的骨缺损形状通常不规则，传统自体骨的来源有限，生产周期长，自体骨的大小和形状难以与骨缺损相匹配，导致手术结果不理想，而个性化和精确化是当前医学发展的方向，3D打印生物陶瓷技术应运而生，极大地推动了医学的进步。3D打印技术的出现，可以创建用于组织再生和修复的复杂结构，并有望实现个性化治疗。

3D打印技术减少了对传统材料生产的依赖，涌现出一大批方便、快速和个性化的植入物。结合现代成像和计算机辅助制造技术，3D打印可以促进医患沟通。这些技术更加直观，有助于临床医生对病情进行全面的术前评估，帮助临床医生设计更合理的手术计划，减少手术时间、失血和其他并发症，从而带来显著的临床效益。然而，3D打印是一项新技术，打印过程中所需的原材料要求具有良好的生物相容性和生物力学性能。此外，这项技术要求临床医生不仅要掌握医疗技能，还要掌握三维重建和CAD的知识。3D打印复合多孔陶瓷支架非常适合用于骨修复，适合制作具有可控孔结构和机械性能的各种无机陶瓷结构，例如原位骨再生或组织工程，使得生产出的人工支架具有良好的孔结构和较高的机械强度，且药物易于负载。

在骨组织工程中，理想的支架材料应具备以下条件：

（1）骨传导性：刺激其表面骨细胞生长并为新组织生长提供通道或介质的能力；

（2）骨诱导性：刺激祖细胞分化为骨细胞，该材料可刺激骨组织生长；

（3）良好的生物相容性：材料能促进种子细胞的黏附、增殖和分化；

（4）良好的生物降解性；

（5）足够的机械性能；

（6）三维多孔结构可以为种子细胞的生长提供空间；

（7）易加工和消毒性能。

支架的设计应考虑以下三个方面：

（1）可以为细胞黏附、分化、增殖或迁移提供基础，支架的孔径和结构、孔隙率和表面化学性质是影响因素；

（2）适当的机械强度；

（3）符合替代部位的解剖形态。

在设计和制备骨组织工程支架时，人们普遍认为三维骨支架的孔隙率应为40%～60%，以促进营养物质的快速扩散和流动，以及细胞转移。用于骨组织工程的3D打印结构最终被植入体内，因此这些结构还需要支持血管化，从而可以向体内细胞提供足够的氧气和营养，以促进新植入骨的生长。血管化在成功的骨组织植入中起着关键作用，然而在骨组织工程中，尤其是在大面积骨缺损的临床应用中，仍然是一个艰巨的挑战。

由于种植体周围细胞只能通过距离血管100～200 μm的扩散获得氧气，因此厚度超过400 μm的生物打印材料结构面临缺氧的问题。因此，提供理想的条件以帮助植入骨结构中的血管化是一项关键任务。制造模拟天然骨的仿生血管化骨有助于克服这些障碍，由于生物打印机能够利用多个装有不同细胞类型的打印头，将血管系统引入3D打印结构成为可能。最近，基于喷嘴的3D打印机能够使用多种生物墨水打印内皮细胞，以开发厚的血管化细胞，特别是基于数字光处理（DLP）的3D生物打印可以提供非凡的速度、可扩展性和分辨率，用于打印具有微米分辨率的复杂3D结构。例如，Zhu等人利用快速微型连续光学生物打印机（μCOB），在不使用牺牲性油墨的情况下打印出良好的血管通道。在该方法中，甲基丙烯酸缩水甘油酯透明质酸（GM-HA）和GelMA细胞负载生物墨水用于创建通道和通道相邻区域。从这项研究的结果来看，研究人员能够在体内/体外模型中证明内皮网络的形成和管腔样结构的形成。通过以红细胞为特征的功能性血管观察到生物打印内皮网络与循环之间的吻合。此外，缺氧对血管化和骨再生过程中有极大的影响。Kuss等人利用短期缺氧条件支持聚己内酯/羟基磷灰石（PCL/HAp）和基质血管分数（SVF）衍生的细胞负载生物墨水的混合3D打印支架中的血管化。

另外的一种挑战是监管障碍，需要制定适当的法律法规，以确保3D打印技术的可持续发展。目前，3D打印支架和组织多用于动物模型的评估和筛选，商用的生物打印产品数量非常有限，但可以预见的是，通过多学科的共同努力，人们一定可以充分认识并发掘生物打印在骨组织工程中的潜力。

### （四）药物缓释作用和光热效应

缓释给药系统（Sustained Release Drug Delivery System，SRDDS）是指药物以非恒定的速度从制剂体内连续释放，延长药物在体内的停留时间，从而更好地发挥作用，减少药物不良反应的给药系统。3D打印生物陶瓷作为植入体内的药物缓释载体，通过控制表面微观结构和材料性能，可以在不同降解速率下实现持续有效的药物释放，改变了传统口服缓释片不能直接将药物送到病源的问题。同时，3D打印药物缓释载体在维持体内药物浓度平衡和避免全身给药引起的药物毒性方面起着关键作用。此外，用适当材料功能化的生物陶瓷支架可以实现理想的光热效应，给骨肉瘤等疾病的治疗开辟了一条双功能途径，在杀死癌细胞的同时，加快健康骨组织再生。它们也可以作为"运载工具"，以靶向方式将抗癌药物和分子输送到肿瘤组织。然而，这些生物陶瓷支架的传统合成路线限制了光热疗法和药物传递最大效益所需的宏观结构、微观结构和纳米结构。因此，应用3D打印的观念，获得制备生物陶瓷支架的新方法，为生产有价值的医学材料提供了一条可持续性、高度可重复性和可扩展性的道路。

**思考题：**

1. 生物惰性陶瓷材料在医疗领域除文中所述应用以外还可以有哪些用途？

2. 简述羟基磷灰石生物活性陶瓷的应用。

3. 可吸收生物陶瓷降解越快越好还是越慢越好？

4. 相较于传统制作工艺，3D打印生物陶瓷具有哪些优点？

5. 在骨组织工程中，生物陶瓷支架材料应具备哪些条件？

# 第六章　医用高分子材料

## 第一节 》》》
## 概　述

　　高分子（Macromolecule）又称为聚合物（Polymer），是由许多相同的结构单元通过一定聚合反应制备的大分子化合物。"Polymer"一词最早是由瑞典化学家贝采尼乌斯（John Jacob Berzelius）在1833年提出的，当时人们认为聚合物仅仅是同分异构的另一种形式，并没有涉及相对分子质量的大小。到了20世纪初，胶体化学的概念被用来解释聚合物的特性，即小分子的胶束自组装构成了聚合物而非共价键的作用，除此之外，人们认为共价键连接的大分子化合物被晶胞所容纳。1920年，德国化学家赫尔曼·斯陶丁格（Hermann Staudinger）在其论文中提出了聚甲醛、聚苯乙烯、聚氯乙烯、聚丙二醛、聚乙交酯以及天然橡胶等相对高分子质量聚合物是由大量长聚合物链组成，而构成该链的是由大量小分子单体通过共价键连接，并且他在1922年创造性地提出了"Macromolecules"这一术语用来描述这一观点。在此之后，这一点观点随着超速离心法、膜渗透测量法、光散射分析法对聚合物相对分子质量等方面的分析及应用被证实。此项发现推动了人们对聚合物结构的分析、设计与合成，推动了聚合物材料的快速发展，而斯陶丁格也因为这项发现获得了1953年的诺贝尔化学奖。

工业聚合物化学的突破归功于美国化学家利奥·贝克兰（Leo Baekeland），他于1907年成功控制了苯酚和甲醛在酸催化剂存在下的缩聚，形成了可熔融加工的酚醛清漆，分别使用甲醛或乌洛托品固化。这些第一批全合成聚合物材料，被证明是出色的电绝缘体，使电气化和电气工程在绝缘领域取得了突破。

一、医用高分子材料的定义

医用高分子材料（Biomedical Polymer Materials）是一种功能性的高分子材料，因其具有良好的生物相容性、较强的机械性能等特性，被大量地用于植入物、医疗设备等，在组织工程及再生医学等领域有着广阔的应用前景，例如手术缝线、血管移植物、人工晶体、牙科植入物、生物传感器、人工心脏等。这些生物医用高分子材料制成的器件被广泛用于替换受损或退化的组织和器官，并恢复其功能，以协助愈合、改善功能、纠正畸形，极大地提高了患者的生活质量。

二、医用高分子材料的分类

（一）按材料的来源分类

医用高分子材料按来源可以分为天然医用高分子材料和合成医用高分子材料。

1.天然医用高分子材料

天然医用高分子材料也称为生物聚合物，是由生物体细胞产生的天然聚合物。根据生物聚合物结构的不同，生物聚合物主要分为三类：多核苷酸、多肽和多糖。多核苷酸分子是由13及以上数量的核苷酸单体共价键合成的生物高分子，主要包括DNA、RNA。多肽是由肽键连接形成的氨基酸短链，并通过多种生物学功能方式排列形成蛋白质，例如胶原蛋白、肌动蛋白和纤维蛋白等。多糖则是线性或支化聚合形成的碳水化合物，包括淀粉、纤维素、藻酸盐等。

2. 合成医用高分子材料

合成医用高分子材料即通过化学方法人工合成并用于医疗领域的高分子材料，主要包括塑料、合成橡胶和合成纤维。相较天然高分子材料而言，其具有更优越的性能，例如密度较小、力学性能佳、耐腐蚀性、电绝缘性等。目前常用的有聚丙烯（PP）、聚氯乙烯（PVC）、聚四氟乙烯（PTFE）、聚氨酯（PU）、硅橡胶（SiR）、聚酯纤维（PET）、聚醚醚酮（PEER）、聚甲基丙烯酸甲酯（PMMA）等。

（二）按材料性质分类

医用高分子材料按性质可以分为生物惰性高分子材料（Bioinert Polymer）和可生物降解的高分子材料（Biodegradable Polymer）两大类。

1. 生物惰性高分子材料

生物惰性高分子材料即在生物环境下呈现化学和物理惰性的材料，其在生理环境中能够长期保持稳定，不发生降解、交联和物理磨损等化学反应和物理反应，并具有良好的力学性能。这些材料包括聚乙烯（PE）、聚四氟乙烯、硅橡胶、聚氯乙烯、聚苯乙烯（PS）、聚丙烯酰胺（PAM）等。生物惰性高分子材料主要用作体内植入材料，如人工骨和骨关节材料，器官修复材料，其次用于人造组织和人造器官的制造。

2. 可生物降解的高分子材料

可生物降解的高分子材料即可以在生理环境中发生结构性破坏，且降解产物能通过正常的新陈代谢被机体吸收或排出体外。医用可降解生物材料包括胶原、甲壳素、纤维素、聚乙烯醇（PVA）、聚乳酸（PLA）、聚己内酯（PCL）等。可生物降解的高分子材料主要用于药物释放载体及非永久性植入器械，如手术缝合线、心血管支架等。

（三）按用途分类

医用高分子材料按用途大致可以分为以下五类：

1. 与生物体组织不产生直接接触的材料，如血浆袋、输血输液用具和手术室用品等；

2. 与皮肤或黏膜产生接触的材料，如手术用手套、麻醉用品、诊疗用品、绷带等；

3.与人体组织产生短暂接触的材料，如人造血管、人工心脏、人工肺、人工肾脏、渗析膜、人造皮肤等；

4.长期植入物材料，如人工瓣膜、人工气管、人工尿道、人工骨骼、人工关节等；

5.药用高分子材料，如大分子化药物和药物高分子。

### 三、医用高分子材料的特点及基本性能要求

理想的生物医用材料应该是对人体无毒性、无致敏性、无刺激性、无遗传毒性和无致癌性的高分子材料的性能要求主要包括：

1.力学性能稳定，要具备一定的强度、耐磨性，而且应用于人体后要与周围组织环境相适应。

2.化学性质稳定，与人体组织接触后不产生副产物。

3.物理性能稳定，在加工及应用于人体的过程中能够维持一定的形态。

4.生物相容性佳，主要包括组织相容性及血液相容性。

5.材料易于获取、加工，成本较低等。

### 四、医用高分子复合材料的制造技术

医用高分子材料有很多合成制备方法，主要包括静电纺丝、熔融挤压、溶液混合、乳胶技术和原位法等。

#### （一）静电纺丝

静电纺丝（Electrospinning）是在高压电场中使用聚合物流体纺丝的技术，制备的纤维直径通常在几十纳米到几微米之间。传统的静电纺丝装置主要由毛细管、收集器、注射泵和高压电源四部分组成。如图6-1所示，其原理主要为流体动力学，即在外加电场作用下，静电荷在流体表面大量积累，流体顶端的表面张力被削弱，并被逐渐拉长形成带电锥体，即泰勒锥（Taylor Cone）。当静电力大于表面张力时，聚合物流体形成带电射流，当溶剂挥发凝结或熔融体冷却固化形成聚合物纤维时，在电场力作用下沉积在接地收集板上。静电纺丝具有装置简单、纺丝成本低廉、可纺物质种类繁多、工艺可控等优点，已成为有效制备纳米纤维材料的主要途径之一。

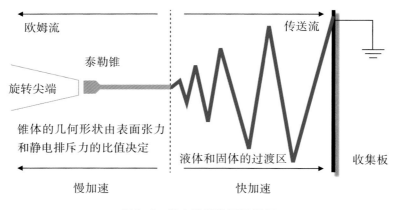

欧姆流

传送流

泰勒锥

旋转尖端

锥体的几何形状由表面张力
和静电排斥力的比值决定

液体和固体的过渡区

收集板

慢加速

快加速

图6-1　静电纺丝装置及原理

（二）熔融挤压

熔融挤压（Melt-Extrusion）是制造聚合物复合材料的最常用方法，首先通过料斗加入聚合物材料，然后进行混合、研磨等步骤，最后从模具中将材料挤出并进行后续的深加工。将混合物从粉末或颗粒混合物压实再转化为形状均匀的产品，在这个过程中可以通过改变填料的含量来控制材料的机械性能和热特性，具有生产成本低、原材料使用率高等优势。

（三）溶液混合

溶液混合（Solution Mixing）是制备生物聚合物复合材料最简单的方法。该方法是将纳米填料溶解在水、氯仿或甲苯等溶剂中，然后将聚合物溶液和纳米填料分散体混合，溶液混合过程中，通常采用高速剪切混合、超声处理或搅拌将填料悬浮液与聚合物溶液混合，当溶剂被蒸发后，聚合物链可以重新组装，包裹纳米填料。但是这种方法需要大量的溶剂，溶剂的去除也是一个关键问题。

（四）乳胶技术

乳胶技术（Latex Technology）旨在将导电填料掺入聚合物网络中，以生产导电聚合物复合材料，其过程主要包括三个步骤：处理纳米填料的胶体分散体、与聚合物胶乳混合以及胶体混合物的干燥。该技术具有许多优点，如易于加工、纳米填料可以直接加入高黏性聚合物网络中等。

（五）原位法

原位法（In Situ Method）是一种常见的聚合技术，广泛用于多种复合材料的合成中。在原位聚合过程中，填料首先在液态单体中溶胀，然后引入引发剂并使用辐射或热来诱导聚合反应。原位聚合法制备工艺简单、原料及操作成本低廉，易于工业化生产，但整体反应时间较长，而且反应过程中需要添加催化剂。

# 第二节 »»»
## 医用高分子功能性材料的研究现状

### 一、形状记忆聚合材料

（一）概述

形状记忆聚合物（Shape-memory Polymers）材料是一种可以在特定条件下以预定方式改变其形状的聚合物材料，其形状一般分为为永久和临时两种，永久形状依靠化学交联或者物理形状交联结构，临时形状主要为能够产生热转变的链段或物理交联结构固定。在光、温度、超声等适宜条件诱导下，植入人体内的临时形状发生形变恢复成具备治疗作用的初始形状。最早报道的具备形状记忆效应的医用聚合物材料来源于1941年的一项牙科弹性聚合物树脂材料的专利，该树脂由甲基丙烯酸甲酯、氯乙烯、乙酸乙烯酯及其共聚物构成。这项发现开启了人们对形状记忆聚合物在生物医学领域的探索，目前常用的形状记忆聚合物材料包括聚己内酯、聚氨酯、聚L-乳酸（PDLLA）、微晶纤维素（MCC）等。

### （二）分类及机理

形状记忆效应是聚合物的一种特性，是分子结构、可逆迁移率变化、构象熵和程序设计的结果，它依赖特定的加工步骤来实现。按照形状记忆的表现形式，SMPs可以分为单向形状记忆聚合物（1W-SMPs）以及双向形状记忆聚合物（2W-SMPs）。单向形状记忆聚合物的特点是刺激诱导的形状记忆行为只发生于从临时形状向永久形状的转变；双向形状记忆聚合物能够响应两种不同的刺激而在两个稳定的形状之间往复切换，具有形状记忆可逆性。

形状记忆聚合物的记忆转变包含临时形状的赋形以及永久形状的恢复两个过程，其中形状赋形需要经历升温和降温两个过程：

将聚合物材料加热至熔融相转变温度后，由于结晶的熔融，聚合物链段的迁移性提高，此时施加外力可以改变聚合物样品的形状。

在样品受力形变的过程中，原本处于卷曲状态的聚合物链段被拉伸并产生取向，当降温至聚合物结晶温度后，链段发生结晶相转变、迁移性显著下降，不同链段所产生的结晶可充当物理交联点，在这种情况下，即使撤除外力，聚合物样品的临时形状也能够很好地被保持，与此同时，聚合物网络因形变而产生的弹性能被储存下来。

再次升温至聚合物熔点后，聚合物结晶区发生熔融相转变，聚合物链迁移性再次提高并具有恢复到初始卷曲状态的趋势，此时没有了外力的束缚，聚合物弹性能释放并发生形状恢复。

从热力学角度分析，聚合物材料在受到刺激后产生形状恢复的本质是熵增作用，即处于永久形状时的高分子链段处于卷曲状态，体系的熵最大，经过升温并在外力作用下发生形变后，由于分子链被拉伸，体系的熵降低。而通过降温引发链段结晶后，链段迁移性下降，聚合物网络中因熵弹性而产生的内应力下降甚至消失，使临时形状在没有外力作用下也能保持。当再次升温导致结晶熔融后，高分子链段因自发的熵增作用回到初始状态，体系熵达到最大。

### （三）生物医学应用

形状记忆聚合物应用于生物医学领域要满足一般生物材料的性能要求，例如血液相容性、良好的力学性能、适宜的生物降解性等。除此之外，聚合物材料的灭菌性能也要考虑在内，如传统的蒸汽灭菌产生的高温环境可能改变聚合物材料的形态结构，辐照型灭菌技术产生的辐照可能导致聚合物材料断链而变质，一般不用于可生物降解的聚合物。形状记忆聚合物材料在生物医学领域的应用如下：

### 1.药物输送

利用聚合物材料的形状记忆效应，可以大大减小药物输送装置的体积，通过一次注射将其固定在目标部位，不仅体现了微创手术的理念，而且实现了药物作用时间和过程的可控，例如目前已经开发出的一种基于聚甲基丙烯酸甲酯-聚丙烯酸丁酯的药物释放形状记忆聚合物，可以使用超声波触发恢复，无须额外的手术便能控制药物的释放。除此之外，心血管支架通常由金属构成并且利用含有药物的聚合物涂层进行药物递送，额外的制造步骤导致了成本增加，然而，使用形状记忆聚合物，药物可以直接掺入基质中，从而降低制造成本。值得注意的是，装载药物的形状记忆聚合物的性能在很大程度上取决于药物的掺入方法，使用原位药物装载方法掺入药物以避免材料的形状记忆性能。

### 2.骨组织工程

形状记忆聚合物的主要优势在于修复一些不规则的骨缺损，将其设计成比最终形状更小的临时形状，从而更好地适应有限的可用空间以及不规则形状的骨缺损，添加一些生物活性因子还可有效提高其成骨作用。

### 3.心血管疾病治疗

传统的支架由不锈钢或形状记忆合金制成，然而，这些材料的硬度太高无法在神经血管中完成输送，相比之下，聚合物材料的机械性能更接近动脉壁的机械性能，能有效减少管壁的再狭窄。除此之外，聚合物形状记忆支架还具备经济高效的可打印性和生物降解性。

形状记忆聚合物在生物医学领域具有很大的应用潜力，目前的研究主要集中在设计具有新型触发因素的聚合物材料以及针对聚合物材料性能的改性，但是将这种材料真正地应用于临床还有很多的限制，仍需我们进一步研究。

## 二、导电聚合物材料

### （一）概述

导电聚合物（Conducting Polymers，CPs）又称导电高分子，是指过通过掺杂等技术手段处理后形成的电导率介于导体和绝缘体之间的聚合物材料。导电聚合物自20世纪90年代发现以来，便在生物医学领域展现出了巨大潜力，它可以诱导各种细胞机制的表达，通过电刺激调节细胞活动，例如增殖、黏附和分化等行为。一些常见的导电聚合物包括聚乙炔（PAc）、聚吡咯（PPY）、聚苯胺（PANI）、聚邻苯二胺（POPD）、聚噻吩（PTH）等。

### （二）分类及机理

导电聚合物包括复合型导电聚合物和结构型导电聚合物两类，其中复合型导电聚合物通常是指非导电聚合物和导电材料（如金属或碳粉）的混合物。本节主要介绍结构型导电聚合物。

结构型导电聚合物又称为本征型导电聚合物，根据载流子的不同，可分为离子型导电聚合物和电子型导电聚合物两类。离子型导电聚合物（聚合物／盐电解质）是指通过阴、阳离子在导电聚合物分子链之间的空隙中迁移或跃迁来导电。电子型导电聚合物通常指以共轭 π 键为主体结构，在导电聚合物主链中去除电子或注入电子，使导电聚合物中增加空穴或电子而具有导电性。

本征型导电聚合物的导电性可以通过改变聚合物主链的氧化程度、掺杂度、掺杂剂种类和空间构型等方法来调控实现聚合物材料的导电，通常需要在聚合物链的共轭体系中引入可移动的载流子，即通过氧化还原反应或掺杂来实现。导电聚合物主要有化学和电化学两种掺杂方式，其中化学掺杂依靠氧化还原反应使聚合物主链得失电子来实现，为保持聚合物链的电中性，带负电荷的阴离子与带正电荷的聚合物链相连，这一过程称为 p 型掺杂，反之则称为 n 型掺杂。在 p 型掺杂或 n 型掺杂过程中，为保持电中性而嵌入的反离子（阴离子或阳离子）被称为掺杂剂；电化学掺杂则是通过连接外电场的方式进行诱导引发，电化学掺杂也具有 p 型和 n 型两种掺杂方式，其掺杂机制与化学掺杂大致相同，不同之处主要是氧化和还原驱动力的不同。

（三）生物医学应用

1.组织工程

导电聚合物材料可以对不同部位的组织产生电刺激，可调控细胞的行为和功能，例如细胞黏附、生长和组织再生等。

2.生物传感器

导电聚合物材料在识别元件附着和目标杂交过程中引起的链构象变化的灵敏度较高，在医疗保健、免疫传感器、DNA传感器等电化学生物传感器方面的应用较为广泛，同时电活性聚合物的不断进展以及聚合物材料的可控合成，使得合理设计和制备具有广泛用途的新型生物传感器系统成为可能。

3.药物输送

药物输送是一个具有挑战性的领域，导电聚合物可以通过电荷介导控制药物运动实现组织的靶向给药。目前导电聚合物材料的一些性能仍限制了其在临床中的应用，尤其是外科植入物和组织工程等领域，例如，导电聚合物材料的可加工性、细胞毒性、降解性、机械性能等，除此之外，导电聚合物材料与蛋白质相互作用的机制有待进一步研究，但是随着纳米技术、3D打印技术的发展，导电聚合物纳米材料有望成为下一代生物传感器的理想材料。

三、高分子纳米结构材料

（一）概述

高分子纳米结构材料（Polymeric Nanostructured Materials）是纳米级的聚合物材料或含有纳米材料的聚合物复合材料，复合材料通常包括有机基质以及无机纳米材料两部分，有机基质包括合成聚合物或生物大分子，无机成分通常包括纳米颗粒、纳米管、纳米片、纳米线、纳米黏土等。由于无机组分的大表面积、高表面反应性、优异的热稳定性、高机械强度等特性与有机聚合物的协同作用，这些聚合物纳米复合材料表现出良好的机械性能、密度小、柔韧性好、加工性好等特点，设计具有官能团的聚合物以满足特殊要求有很大的研究空间。因此，聚合物纳米复合材料在生物医学和生物技术等多个领域得到广泛应用。

### （二）高分子纳米结构材料的分类

高分子纳米结构材料一般包括胶束、聚合物囊泡、纳米胶囊、纳米凝胶、纳米纤维、纳米复合材料等，我们可以通过不同的制备方式控制它们的理化性质，例如稳定性、尺寸、形状、表面电荷、表面化学、机械强度、孔隙率等，以此来满足不同的生物医学应用需求。

1.胶束

两亲性聚合物在溶液中为了降低表面张力占据液面，分子中的亲水基团有被水吸引的趋势，而亲油基团则被水排斥，当其浓度大于临界胶束浓度（CMC）时，聚合物分子在水溶液中自组装形成核–壳结构的纳米粒子，如图6-2所示。胶束是作为生物材料应用较为广泛的聚合物基纳米材料，易于功能化与修饰，其尺度约为10～100纳米。

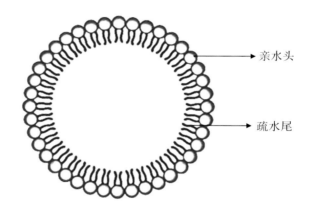

亲水头

疏水尾

图6-2　典型胶束结构

2.聚合物囊泡

聚合物囊泡是一类由两亲性聚合物制成的人工囊泡。其与脂质体类似，典型的聚合物囊泡是空心组件，其核心中含有水溶液，被双层膜壳包围。然而，由于其更大，聚合物囊泡表现出更强的机械稳定性和更低的渗透性，能够将封装的功能材料与生理环境隔离，如低相对分子质量药物、蛋白质和脱氧核糖核酸（DNA）或核糖核酸（RNA）片段等。对聚合物囊泡的功能化，可以制备得到不同膜特性的高分子囊泡，在控制药物释放及靶向的过程中有着极大的应用前景。

3.聚合物纳米凝胶

聚合物纳米凝胶是具有三维网络结构的聚合物纳米颗粒，通常具有高水含量、高比表面积和良好的生物相容性等特点，在药物输送方面具备功能性生物修饰、网络结构可负载生物分子、在血液循环中结构稳定及可生物降解等独特优势。

4.聚合物纳米胶囊

聚合物纳米胶囊由核-壳结构组成。壳通常为线状或网状高分子聚合物，多用于递送生物大分子类药物。纳米胶囊的聚合物外壳可增加所负载的蛋白质和核酸的稳定性，使其免受蛋白酶和核酸酶的降解，而且纳米胶囊的表面电荷、长循环性和可降解性等性质可通过筛选不同的功能单体或交联剂来调控，如直径约为30 nm的纳米胶囊有利于延长血液循环时间。

5.聚合物纳米纤维

纤维是具有高长径比的材料，且当其达到纳米尺度时，可以表现出高比表面积、优异的力学性能及柔性等多种普通尺寸材料不具备的特殊性能。纳米纤维可以天然形成或人工合成，广泛应用于过滤、药物传递、复合材料、组织工程等诸多领域。

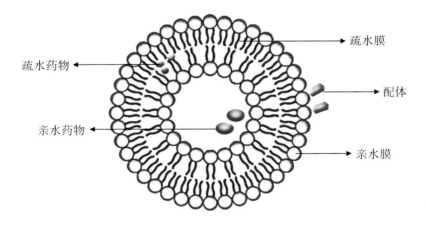

疏水膜

疏水药物

配体

亲水药物

亲水膜

图6-3 聚合物囊泡装载药物示意图

（三）生物医学应用

一般来说，用于生物医学应用的高分子纳米结构材料应具有以下特征：适宜的纳米尺度避免被快速清除；良好的水溶性、分散性以及生物降解性；具备与前药、靶向组分或成像元件等连接的功能；在触发条件下释放治疗负荷的响应性。

1.药物输送

目前已经有大量聚合物纳米结构材料被用于控制多种生物活性分子的递送，包括低相对分子质量药物、肽和蛋白质等。与无载体药物的递送相比，通过聚合物纳米载体递送药物具有显著优势，包括改善的水溶性、生物利用度高、失活潜力较小、抗原活性降低和全身毒性较小等。

2.基因载体

基因疗法通过将治疗性核酸输送到有缺陷的细胞中，从而调节和控制相应的细胞过程和反应，在预防或治疗某些疾病和遗传障碍方面具有广阔的前景。将治疗性核酸递送到细胞中是基因治疗成功的主要因素之一，解决这个问题的一种方法是通过基于病毒的基因载体。虽然病毒基因载体是有效的，但存在免疫原性、致癌性和病毒复制等问题。相比之下，虽然聚合基因载体的转染效率通常低于病毒载体的转染效率，但是其表现出一些独特的优势，如安全性、生理稳定性和适合大规模生产等。

3.生物成像

典型的聚合物纳米结构生物成像探针是由生物成像核心和作为壳的聚合物涂层组成的纳米组件。聚合物涂层不仅可以保护负载的探针免受环境影响，还可以改善探针的药代动力学和生物分布，从而显著放大诊断成像信号。

4.组织工程与再生医学

纳米科学与组织工程的协同作用促进了生物医学研究和临床实践的巨大发展，包括骨和软骨再生、血管组织工程、伤口敷料等领域。

聚合物纳米结构材料在彻底改变疾病的诊断和治疗方面显示出巨大潜力，但材料对细胞、组织和器官的毒性是需要我们考虑的主要问题，特别是对于那些含有不可生物降解或无机成分的聚合物纳米结构材料。

**四、医学增材制造的聚合物材料**

**（一）概述**

增材制造（Additive Manufacturing，AM）技术是采用材料逐渐累加的方法制造实体零件的技术，基于计算机辅助设计（CAD）和计算机辅助制造（CAM）方法，可将金属、陶瓷、聚合物等材料加工成具有与数字模型相似形状和尺寸的产品。聚合物基材料由于其多样性以及加工制造的便捷性，已经成为增材制造行业最常用的一种材料。

聚合物材料的增材制造已应用于不同的生物医学领域，包括3D解剖模型和手术训练、手术设备、假肢和植入物、组织工程等领域。增材制造成为制造可生物降解医疗器械的首选技术。聚合物基材料较差的机械性能限制了其在生物医学领域的进一步应用，因此近年来引入了纤维和纳米材料来增强聚合物，旨在提高聚合物材料用作承载结构时的机械性能。

（二）增材制造的聚合物的分类及机理

ASTM国际标准将聚合物增材制造技术分为七类：材料挤出、粉末床融合、立体光固化、材料喷射、黏合剂喷射、薄材叠层以及定向能量沉积。以下将介绍几种加工技术。

1. 材料挤出

用于材料挤出的聚合物材料技术主要包括熔融沉积建模（Fused Deposition Modeling，FDM）、微型复合材料、生物绘图等。熔融沉积建模是将固态的材料熔融并通过喷嘴挤出，打印材料必须能够流动。无定形热塑性聚合物是这种应用的理想材料，因为它们的热膨胀系数、玻璃化转变温度和熔化温度低，这些特性可以减少冷却过程中引起的内应力。近年来，生物绘图技术也逐渐成熟，该技术的原理是将活细胞以逐层沉积的方式封装在适当的支持基质中。该项技术较为复杂，选择正确的支持材料、细胞类型、生长和分化因子是我们考虑的重要因素，该技术在组织工程等领域有着广阔的应用前景。

2. 立体光刻（SLA）技术

立体光刻（SLA）技术也称为还原光聚合，是基于光敏树脂的受控聚合与交联，通过使用紫外光或可见光等实现逐层制造的技术，具有分辨率高的特点。光敏树脂主要由光引发剂、反应性单体/低聚物、稀释剂三个部分组成。

3. 选择性激光烧结（SLS）

选择性激光烧结也称为粉床技术，通过计算机控制的激光束对由聚合物、陶瓷或混合颗粒制成的粉末床进行选择性烧结。高强度激光束能够提高床温并在层内和相邻层之间结合颗粒。非烧结粉末用作后续层的支撑，因此无须支撑结构和材料即可制造复杂的几何形状，其优势在于避免了使用溶剂、稀释剂或其他反应剂（这些可能会产生毒性）。选择性激光烧结过程中必须考虑结晶度、粒度及粉末流动、沉积层的厚度、激光功率和相对湿度等。

### （三）生物医学应用

#### 1.植入物和支架

聚乙醇酸、聚丙烯等聚合物已被开发用于人体的植入物材料，其中聚己内酯在生理条件下可以通过酯键的水解而降解，具备良好的生物相容性，可用作可植入生物材料，尤其是长期植入式器械。

#### 2.术前解剖模型

具有高度复杂性的植入物的解剖学正确重建特别具有挑战性，尤其是当某些解剖标志丢失时。增材制造模型在心血管领域内应用也较为常见。

#### 3.软骨和肌腱再生

关节中的关节软骨缺损会导致关节功能障碍，其再生对临床医生和研究人员来说仍然是一个巨大的挑战，因为软骨缺乏由血管和神经产生的快速自愈能力。增材制造技术可以将内源性骨髓干细胞与合适的生物材料复合，为特定患者设计组织支架实现进一步的软骨修复。

#### 4.骨再生

骨骼虽然表面上是一种刚性材料，但它是一种动态组织，处于沉积和吸收的平衡状态。组织工程的目的是为细胞生长和侵袭提供有利条件，同时提供机械支持，直到达到足够的愈合阶段以尝试模拟骨骼的功能。3D打印骨支架的最新进展是由其他带有羟基磷灰石和不同聚合物的聚合物材料制成的，如聚富马酸丙酯或聚己内酯等，这些材料可以促进骨再生，是用于骨科的绝佳候选材料。

增材制造技术正在彻底改变各种生物医学应用的方法，其中包括外假体、外科植入物、组织工程、体外组织建模和受控药物释放等，先进的增材制造技术在定制可生物降解系统组成、微纳结构、宏观形状、机械行为和功能特性方面具有极大的应用前景。

## 第三节 »»»
## 医用高分子材料的应用

### 一、药用高分子材料

伴随着药用高分子材料和药剂学的紧密结合，由于药用高分子材料的特性如渗透性、吸附性、降解性、生物相容性等性质，其在缓控释制剂和靶向制剂方面得到了广泛的应用。药用高分子材料的研究让缓控释制剂进入定时、定速、定位、定量、高效、长效的准确化和精密化发展阶段，产生了口服骨架缓控释制剂、口服渗透泵控释制剂、口服胃滞留缓控释制剂、口服膜控型制剂、口服结肠定位制剂、脉冲式给药系统、环境敏感型定位释药系统等新型缓控释给药系统。

#### （一）天然药用高分子材料

1.明胶

明胶（Gelatine 或 Gelatin）又称白明胶，是动物的皮、骨、腱与韧带中胶原在酸、碱或酶等温和作用下部分降解和水解而得到的主要蛋白质组分或者以上三种不同明胶制品混合物。按用途可分为照相明胶、食用明胶、药用明胶及工业明胶四类，它具有多种良好的理化特性，如溶胀、凝胶化、黏度、荷电性、表面活性、胶体保护性、成膜性、凝胶态和溶胶态的可逆转变性、两性聚电解质特性，这些特性使其成为一种重要的天然药用高分子材料。在口服药物制剂中，明胶常常作为片剂的黏合剂、胶囊剂中空胶囊的囊材，还可作为微球纳米粒、微囊等药物载体被广泛使用。

**2.壳聚糖**

壳聚糖（Chitosan）既是甲壳素脱乙酰化的产物，也是一种天然高分子化合物，是地球上最为丰富的天然聚合物之一，含量仅次于纤维素。壳聚糖具有良好的药剂辅料性质，如生物相容性、可降解性、吸附性、成膜性、通透性、成纤性、吸湿性和保湿性，且本身有一定的抗菌、消炎、止血等药理作用，近年来在药物制剂中被应用于缓控释骨架材料、涂膜剂膜材、药物载体等方面。

**3.白蛋白**

白蛋白（Albumin）又称血清蛋白，是血浆中含量最大的蛋白质（每升人血清中含30~50 g），约占其总蛋白质量的55%，相对分子质量约为665000。人血清白蛋白（Human Serum Albumin，HSA）的前体（Prepro HSA）在肝脏中合成，具有非常好的溶解性、生物相容性和安全性等特点，有微球材料、稳定剂、药物载体等用途。白蛋白固有的生化和生物物理特性使其成为理想的药物输送平台。

**（三）半合成药用高分子材料**

**1.乙基纤维素**

乙基纤维素（EC）是纤维素的乙基醚，是应用最广泛的水不溶性纤维素的衍生物之一，在药剂中有多种用途。乙基纤维素具有较好的溶解性、吸湿性、黏性、稳定性、安全性和缓控释性等性质，主要用于片剂黏合剂、薄膜包衣的材料、微囊材料，也可用作骨架材料膜制备多种不同类型的骨架缓释片，还可作为载体材料广泛地用于制备固体分散体等。

**2.羟丙甲纤维素**

羟丙甲纤维素（HPMC）是碱纤维素与环氧丙烷、氯甲烷共同醚化而成，为白色、类白色或微黄色颗粒，无毒、无臭、无味，对热、光、湿均有相当的稳定性。HPMC由于具有溶解性、吸湿性、黏性、凝胶化、稳定性、安全性等性质，因此广泛用于缓控释骨架材料、包衣材料、润湿剂、黏合剂、空心囊囊材、乳化剂、混悬剂、口服制剂的膜材、崩解剂等。

3.微晶纤维素

微晶纤维素（MCC）是纯棉纤维经水解制成的由多孔微粒组成的晶体粉末，也是一种纯化的、部分解聚的纤维素。不同的微粒大小和含水量使其有不同的特性，当使用浓度不同时，表现出不同的功能。其无臭无味，具有很好的溶解性、缓控释性、吸湿性、可压性、崩解性和安全性等性质，常被用作填充剂、缓释材料、崩解剂等。

（四）合成药用高分子材料

1.聚丙烯酸树脂

聚丙烯酸树脂（Polyacrylic Acid Resin）是由甲基丙烯酸、甲基丙烯酸酯、丙烯酸和丙烯酸酯等单体按不同比例共聚而成，并应用于药剂领域的一大类药用高分子材料。由于聚丙烯酸树脂的构成、比例和聚合度的不同，产品型号和规格各异。它们具有不同的溶解性、成模性、渗透性和安全性等性质，有缓控释骨架材料、包衣材料、透皮给药系统骨架材料、固体分散体材料、微球和微囊材料、植入剂载体材料、靶向制剂载体材料等方面的用途。

2.聚乙烯醇

聚乙烯醇（PVA）是由聚乙酸乙烯醇解而得到的一种水溶性的聚合物。它具有良好的溶解性、黏性、混溶性、成膜性、稳定性和安全性等性质，应用于缓控释骨架材料、成膜材料、凝胶材料、眼用制剂辅料、巴布剂基质、乳化剂、囊材等方面。

3.聚乳酸-羟基乙酸共聚物

聚乳酸-羟基乙酸共聚物（PLGA）由乳酸和羟基乙酸两种单体随机聚合而成，是一种可降解的高分子有机化合物，具有良好的生物相容性、降解性、无毒、工艺稳定、质量可控、良好的成囊和成膜的性能，被广泛应用于制药、医用工程材料和现代化工业领域。

二、人工器官用高分子材料

（一）天然高分子材料

目前许多天然高分子材料已被用于临床，如胶原、透明质酸及纤维蛋白等。现用于软骨损伤修复研究的天然高分子材料有胶原、右旋糖苷、藻酸盐、壳聚糖、血纤蛋白、硫酸软骨素等。大多数天然高分子材料具有良好的生物相容性、可降解性和易溶解等优点。但天然材料也有力学强度差、免疫原性及潜在的传递动物病原体风险等不足。

1.胶原蛋白在哺乳动物组织中来源丰富，是一种生物蛋白，其甘氨酸和氨基酸含量较高，是一类有吸引力的材料，可分为Ⅰ型胶原、Ⅱ型胶原、Ⅲ型胶原、Ⅳ型胶原和Ⅴ型胶原。胶原蛋白易降解、免疫原性低且易与细胞结合。这些软骨组织工程的特性使其成为一个有价值的材料。Ⅱ型胶原是软骨组织的主要成分，其降解产物可完全被机体吸收，并有保护细胞的作用。

2.藻酸盐已被广泛应用于医药行业，最常见的应用是细胞的包装及药物的控释。藻酸盐易成胶、低毒性且易于获得，这是其被广泛应用的原因。藻酸盐水凝胶可在缺乏有机溶剂的情况下，通过低温交联的方法制成不同形状的水凝胶。一些研究显示，将藻酸盐与软骨细胞共培养并注射于研究区域，4周后软骨细胞存活良好，并且产生与软骨相一致的细胞外基质蛋白。

3.透明质酸作为一种天然高分子聚合物，拥有良好的耐磨性及抗压缩性能，被广泛用于组织工程。其主要分布在人体关节部位。透明质酸通常被制成一种可注射水凝胶来填补缺陷或退化区域的软骨组织。透明质酸凝胶较弱的机械性能、较高的膨胀性能、光滑的表面结构及不抗酶解等也制约了其在组织工程学上的应用。因此，为提高其作为组织工程支架的可能性，需进行必要的化学改性来弥补其缺陷，选择其他生物材料与之复合是一种较好的方法。

4.壳聚糖已被广泛应用于多种组织工程研究，其结构与天然黏多糖相似，是一种带有正电荷的生物可降解氨基多糖。壳聚糖表面是亲水性的，因此它能够促进种子细胞的黏附、增殖和分化，病理性炎症反应率和诱发感染及内毒素率低，同时抗菌能力好，使其成为最重要的生物材料之一。由于其与黏多糖结构相似，壳聚糖已被广泛用于支架的制作。

（二）人工合成材料

人工合成支架材料是指应用物理、化学等方法合成的可替代细胞外基质的高分子聚合物，主要优点为材料来源不受限制，可根据需要对其化学、物理及生物学性能进行调控。人工合成材料主要分为无机材料和有机材料。常用于软骨组织工程研究的人工合成材料有聚己酸内酯、聚羟基乙酸、聚乳酸、聚乳酸-聚羟基乙酸共聚及聚乙烯醇等。

1.聚乳酸-聚羟基乙酸共聚为聚羟基乙酸与聚乳酸按照一定比例混合形成的共聚物，是一类典型的可完全生物降解合成材料。其因具有优良的生物相容性和可降解性，获得美国食品药品监督管理局（FDA）批准应用于临床研究。然而，聚乳酸-聚羟基乙酸共聚的降解产物呈现弱酸性，有可能导致急性或者慢性的炎症反应。

2.聚乙烯醇本质上是由聚乙酸乙烯酯水解得到的。聚乙烯醇的使用可追溯到20世纪，在工业、商业、医学及食品行业，聚乙烯醇都作为一种终端产品，如油漆、树脂和食品的外包装。通常聚乙烯醇与其他一些高分子聚合物混合，如天然聚合物及具有亲水性的聚合物。聚乙烯醇是一种力学性能好、降解快、无毒及亲水性好的高分子聚合物，并且已获得FDA批准可用于医疗、食品行业。

人工合成材料具有天然材料所不具备的优势，但其也有生物相容性差、降解产物易引起炎症反应等诸多缺点。目前研究者往往是通过物理或化学改性，或是降低其比重来减轻其降解产物对机体的刺激。

（三）复合材料

理想的、符合现代临床应用的支架材料应符合如前文所述的几个条件。目前尚无一种材料能同时符合以上条件，如一种成分构成的支架材料很难满足软骨组织工程及临床上对支架材料的要求。为解决单一的原材料的不足，现在往往将多种材料按不同的比例进行混合，互相弥补不足，尽可能满足临床及组织工程的要求。如常见的复合支架通常是由天然材料和人工材料复合而成，如生物玻璃-壳聚糖-聚己酸内酯复合支架、壳聚糖-聚磷酸钙复合支架、磷酸三钙-明胶复合支架等。

（四）纳米材料

纳米材料是指三维中有一维或多维处于纳米级尺度，具有优良组织相容性、机械性能的一种材料。如纳米支架材料与天然细胞外基质的结构最为相似，具有优良的组织相容性及机械性能，在组织工程化支架结构的研究及运用中得到了重视，其目前主要的制备方法有静电纺丝、自组装技术和相分离技术等。

纳米支架材料负载有羟基磷灰石、磷酸钙等，可控制细胞的黏附、增殖及调节细胞外基质的形成。纳米材料也可控制支架的降解，以促进组织再生。纳米材料也存在两个亟须解决的问题：第一，缺少临床转化，为了减少手术创伤，纳米支架材料需要从很小的创口递送至创面，目前尚无良好的办法去实现；第二，纳米材料的另一个挑战是缺乏短期及长期毒性评价，特别是新开发的纳米材料。总的来说，纳米支架材料已经成为软骨组织工程的重要组成部分，但必须进行进一步的研究以评价其临床可用性。

### 三、人工脏器材料

#### （一）人工心脏

心脏病、癌症和脑血管病已成为威胁人类生命的三大疾病，而心脏病居首位，世界每年有数百万人死于心脏病。对严重心脏病的治疗，一是移植他人的心脏，二是移植人工心脏，他人的心脏来源稀少，成功的可能也较小，人们寄希望于人工心脏。

美国开发了"左心室同轴对称辅助泵"。此设备是气动的，压缩空气使聚氨酯橡胶球式泵腔张合，帮助输送血液。球囊外包了金属钛壳，在钛壳和球囊与血液接触的表面按严格规定栽植了聚酯纤维，以有利于生物衬里的生成。通过手术将此设备安置在左心室顶部（入血口）和主动脉（出血口）之间，压缩空气管从胸腔和腹部引出。

#### （二）人工肺

肺的功能是通过血液和空气间的气体交换实现向血液供氧和排出二氧化碳。人工肺大致可分为以下三大类。

##### 1. 人工肺装置

人工肺装置主要是在胸腔手术、心肺暂时失去功能时，它可以通过旁路与动脉和静脉连通进行气体交换。大多采用气泡型和圆板型。气泡型人工肺，是直接将氧气以气泡式吹送到圆筒中或血袋中，进行气体交换。它的体积较小，但它对血液的损伤比较大，只能用于短时间的体外循环。

##### 2. 辅助人工肺

辅助人工肺主要用于肺功能不全的患者。采用血液静脉旁路，另外引出一部分人体血，以增加气体交换能力，主要采用膜型人工肺，即用一层合成材料制成的膜，隔住静脉血，使它吸收氧气后变成动脉血，同时从静脉血中释放出二氧化碳。膜式人工肺对膜的要求是：（1）气体透过性好；

（2）与血液接触时不致引起血液的损伤，即不会引起血液凝固、微小血栓生成及血浆蛋白质变性、溶血等现象；（3）机械强度大；（4）要能经受消毒处理。

3.完全人工肺

目前人工肺只适应于心脏手术短时间的应用，而对于因患肺炎等疾病造成心肺功能不全的患者，可以采取体外循环和应用人工肺的方法进行血液供氧，临时代替肺的功能，以等待人体肺功能的恢复，这种方法称为体外膜氧合（Extra-corporeal Menbrane Oxygenation，ECMO），又称人工肺。若要使ECMO在数周内连续工作，必须防止蛋白质沉着造成的气体交换功能下降，防止气体中水分对膜的渗漏，防止血栓的生成。开发完全人工肺植入人体以取代已衰竭或失去功能的人体肺的工作正在进行。

（三）人工肾

肾脏是人体的重要排泄器官，它的主要生理功能有：

（1）过滤和排泄新陈代谢产物，如尿素、肌酐等；

（2）排泄废物和毒物；

（3）调节体内水分和电解质，并能调节酸碱平衡和渗透压平衡；

（4）调节血压；

（5）分泌红细胞生成素等。

对于慢性肾病，肾功能下降，或肾功能完全丧失，会造成排泄和调节功能失常及代谢紊乱，可能危及生命。所谓人工肾是一种血液净化装置，它是用高分子材料制成的具有透析过滤作用的膜，通过一整套装置来完成过滤和排泄功能。把尿素、尿酸以及外来的有毒物质排出体外，使患者的生命得以延续。目前世界上有几十万人依靠人工肾进行治疗和维持生命。

1.透析型人工肾

（1）透析的原理

透析是指血液与透析液间通过透析膜实现溶质浓度的扩散。金属离子、尿素、肌酐等低相对分子质量物质可以通过透析膜扩散到透析液中，而细菌、血球、病毒等高相对分子质量物质不能通过。

（2）透析膜

透析膜是透析型人工肾的关键。它必须有相当的强度和对血液的稳定性，能制成极薄片或极细的丝，以增加与血液接触，能随制造工艺不同，控制膜孔大小，以满足血液透析或过滤的需要。用作透析膜的高分子材料主要有再生纤维素、醋酸纤维素、聚丙烯腈、聚甲基丙烯酸甲酯、聚砜、聚碳酸酯等。

（3）透析人工肾的类型

①平板型：它是由几块聚丙烯或其他高分子材料板制成的支承板，板内刻有细沟，在板间放几张半透膜，血液在半透膜间流动，板与板间充满透析液，通过半透膜，进行过滤。

②螺旋管型：它是由高分子材料制成细管状透析膜，卷成螺旋状，装在一个圆筒内而成。

③中空纤维型：利用高分子材料制成极细的中空纤维，把几千甚至几万根中空纤维束集在一个圆筒形容器内，血液在中空纤维空腔内流过，透析液在中空纤维外流动，通过腹壁进行透析。

2.过滤型人工肾

为了进一步提高医疗效率，1973年，美国海迪逊研制成功了过滤型人工肾。这种人工肾模拟人体肾小球清除溶质的生理功能，比透析型人工肾更接近人体肾。透析型人工肾去除小分子代谢物效率高。过滤型人工肾，使用过滤膜，依靠液体静压差作为推动力，使血液中水和要清除的代谢物通过而去除。过滤膜上微孔要稍大于透析膜，有效过滤面积也大。对相对分子质量中等的物质如菊酚（相对分子质量为5200），具有很高的清除率。可以作为过滤膜的多孔高分子材料包括：聚砜、聚醋酸乙烯纤维、聚甲基丙烯酸甲酯、丙烯腈甲基丙烯磺酸钠共聚物等。

3.吸附型人工肾

一般慢性肾衰竭患者用透析型人工肾进行血液处理，每周进行3次，每次需要几小时。如果为提高透析效率增加透析膜的传质面积，就会使血液与异物接触的机会增大，使血球受损的机会增多，同时还会出现因为细胞内液、细胞外液、脑脊髓液的组成及渗透压变化引起的头痛、呕吐、全身疲倦感即所谓"不均衡症群"。用血液过滤法虽能够提高血液处理的效率，但为了进一步缩短血液中毒处理时间，使装置更加简单化，可利用吸附剂把血液中的代谢废物吸收除掉，这种方法称为血液灌流。这种装置对血液中毒的及时抢救十分有效，但对于慢性肾衰竭患者必须与透析器或过滤结合使用。吸附型人工肾所用的材料为活性炭。吸附型人工肾由于对血液的处理时间短，所以对急性中毒的解救特别有效。

（四）人工肝脏

肝脏是人体代谢功能最强的一个脏器，是人体内的一个加工厂和仓库。其结构中有几万种酶，具有贮存肝糖、解毒等功能。模拟肝脏功能的人工肝脏的研制是从20世纪50年代开始的，1958年人工肝脏在临床上应用，将肝代谢功能障碍患者的血液进行透析，除去异常代谢物，达到解毒目的。20世纪70年代国外开发了综合型人工肝脏，它是由血液透析器、血浆分离器、毒物吸收塔等构成，能起到暂时替代肝脏功能的作用。

人工肝脏所用的透析膜是以聚丙烯腈等高分子材料制成。所用的活性炭有的以蛋白质涂覆，还有的以多孔型的聚苯乙烯离子交换树脂来取代活性炭。人工肝脏目前只是采用涂有高分子合成材料的活性炭或高分子材料制成的透析膜，用血液的直接灌流法和透析法，对肝昏迷患者进行急救解毒，只是一个具有解毒功能的辅助性急救装置，只能在体外解决一时的代用问题，植入人体的人工肝脏还是一个更长远的目标。

（五）人工胰脏

人工胰脏是以移植的异体或动物胰岛为基础开发的生物学新脏器，胰岛是胰脏内分泌胰岛素的细胞群，胰岛分泌的胰岛素是控制糖尿病症状的重要激素。为了避免排异反应，人工胰脏所用的活性胰岛表面覆盖有一层高分子膜，这层膜应既能防范淋巴及抗体的排异伤害，又能透过胰岛分泌物。已研制成功并埋入人体的有空心微粒型人工胰脏、盒式扩散型人工胰脏，近年来又开发了中空纤维型人工胰脏，其性能更好。

除此之外，人工喉、人工气管、人工食道、人工血管、人工胆管、人工膀胱、人工尿道、人工子宫等也在研制和用于临床。目前，人工脏器的研制已涉及人体内脏的绝大部分领域。研制的方向正向着小型化、体内化和与人体长期适应方面发展。高分子材料在人工脏器方面的应用前景也非常广阔。

## 第四节 »»»
## 生物相容性和安全性评价

在医学材料的设计中，以高分子材料作为支撑材料的种类繁多，其发展大致经历了以下四个阶段：生物惰性材料（第一代）、生物相容性材料（第二代）、可生物降解或可吸收材料（第三代）、仿生材料（第四代）。其中生物惰性的聚合物具备稳定的结构且宿主反应较少；可生物降解的材料除了具备生物相容性外，其功能的实现依赖于材料结构本身，具备可控的分解过程；仿生结合物材料则是可以在动态变化的条件刺激下模仿自然反应的过程。生物相容性是材料在特定的应用环境下表现出来的适当的宿主反应，涵盖了材料的物理、机械和化学等方面的特性，包括潜在的细胞毒性、诱变和过敏效应等。

生物相容性主要包括组织相容性和血液相容性两个方面，是对植入材料进行生物学评价的重要指标。材料的组织相容性受材料两种特征尺度水平上因素的影响：一是微观分子水平，这类影响主要表现为材料表面的化学组成、形态结构、电荷性质及其分布等；另一个是宏观尺度水平，这类影响包括材料的物理力学性质、材料的宏观形态尺寸等，而且这类大尺度上的效应比分子尺度上发生的化学效应更为重要。

表6-1 影响生物相容性的因素

| 影响生物相容性的因素 | 主要内容 |
|---|---|
| 表面改性及降解 | 最常用的方法是冷气体等离子处理,可以改变聚合物的结晶度、表面粗糙度、亲水-疏水性、电荷等,可显著影响细胞的附着。根据不同的需求可采用不同的等离子体,如氧气、氮气、氩气等。 |
| 表面构成 | 用—OH、—CH$_3$、—COOH、—OSO$_3$H 和—NH$_2$等基团对聚合物表面的功能化可以改善蛋白质、酶等生化反应的固定及黏附。 |
| 亲水-疏水特性 | 蛋白质和亲水性生物材料表面之间存在强烈的排斥相互作用,疏水表面比亲水表面更容易结合蛋白质。 |
| 润湿性和表面自由能 | 润湿性通常影响蛋白质的吸附及构象。 |
| 表面形貌 | 影响细胞的附着,不同的表面纹理会影响细胞间的接触及连接形式的变化。 |
| 结晶或无定形结构 | 聚合物中非晶区与结晶区的比例直接影响生物体的免疫反应、材料降解以及细胞黏附、活力和增殖。 |
| 细胞黏附和增殖 | 不同种类的细胞在材料表面可产生不同的反应类型。 |

## 一、高分子材料在体内的生物学作用

### (一) 高分子材料和细胞间的作用

细胞与聚合物的作用主要包括前期的细胞黏附与扩散以及后期的细胞增殖与分化。细胞黏附是细胞与材料表面作用的初始过程,对细胞通讯、调节、器官形成和组织维持至关重要,主要包括主动黏附、被动黏附以及非黏附作用。非黏附作用即细胞与材料表面不产生黏附作用;被动黏附即细胞在物理、化学作用下产生黏附,但这种过程是可逆的;细胞容易分离,主动黏附即细胞和材料依靠表面受体间的作用形成稳定的黏附,扩散的细胞几乎不会自发地从这些表面脱离。

### (二) 高分子材料的血液接触效应

人体内的血液具有重要的生理功能和复杂的成分,负责输送氧气、营养物质和废物,凝血止血,免疫保护等。血液的构成包括血浆和细胞,前者含有数以万计的蛋白质、脂质和无机盐,而后者包括红细胞(RBC)、白细胞（WBC）和血小板（Platelets）。生物医用高分子材料应用于人体后，材料本身会与血液成分产生直接或间接的接触，其降解产物会通过吸收或渗透进入体循环。高分子材料与血液的相互作用主要为溶血作用和凝血作用。

1.溶血作用

溶血作用主要为材料对血细胞的影响。

（1）红细胞

红细胞（RBC）在血细胞中所占比例最高，典型的 RBC 的圆盘直径为 6～8 μm，厚度为 2 μm，成熟的红细胞表现为双凹圆盘状，缺乏细胞核和大多数细胞器。红细胞主要由血红蛋白组成，这是一种结合氧的金属蛋白。红细胞的主要功能是通过循环系统的血流向身体组织输送氧气。

红细胞通常用于评估生物医学聚合物的血液相容性，例如红细胞聚集和溶血是测试药物或基因载体安全性的重要参数。聚合物与红细胞之间的相互作用主要发生在红细胞膜上。红细胞膜由两部分组成：外部的糖萼，富含碳水化合物，同时也为红细胞表面提供负净电荷，疏水性脂质双层含有许多跨膜蛋白。外来聚合物与红细胞的相互作用主要通过与脂质双层的疏水相互作用、表面电荷的静电相互作用和膜蛋白的直接相互作用来介导，具体取决于聚合物的特性。材料对红细胞的损伤通常用溶血率表示，是指材料对红细胞的破坏程度或比例，按国际化标准组织规定要求，当溶血率<5%时，材料符合医用材料的溶血要求。

（2）白细胞

白细胞（WBC）是一种免疫细胞，负责生物体防御传染病和外来物质。白细胞遍布全身，包括血液和淋巴系统。在健康成人体中，白细胞通常约占血液的1%。血液中的白细胞一般包括淋巴细胞、嗜碱性粒细胞、中性粒细胞、嗜酸性粒细胞和单核细胞。聚合物材料是体液和细胞免疫的有效诱导剂，不同的化学结构和物理参数表现出不同的免疫调节潜力。

（3）血小板

血小板（Platelets）是血液中最小的有形成分，是去核、圆盘状、膜包裹的细胞碎片，由骨髓巨核细胞形成并主要释放到血流中。血小板对于维持止血是必不可少的，血小板对血液微环境的变化非常敏感。很多材料都可以激活血小板并导致它们聚集。体外血小板聚集常被用作材料血栓形成特性的标志物，研究聚合物材料与血小板的相互作用是了解其血液相容性的重要一步。

2.凝血作用

凝血作用指的是血液由液体状态转变为不流动的凝胶状态的过程，参与凝血过程的物质统称为凝血因子。血液凝固是一个复杂的过程，可以大致划分为三个阶段，分别是凝血酶原激活物形成、凝血酶原转化为凝血酶和纤维蛋白原转化为纤维蛋白。

（1）凝血酶原激活物形成

凝血酶原激活物形成的机制一般分为内源途径（Intrinsic Pathway）和外源途径（Extrinsic Pathway）。内源途径通常较慢，而外源途径则比较迅速。在实际的生理过程中，这两个途径常常交织在一起。

（2）凝血酶原转化为凝血酶

这时内源途径和外源途径均汇总于此。凝血因子FⅩa在磷脂（由周围组织及血小板提供）的存在下，与钙离子和凝血因子Ⅴ（FⅤ）形成FⅩa-$Ca^{2+}$-FⅤ复合物，此复合物就是凝血酶原激活物（又名凝血活酶），可将凝血酶原水解为凝血酶。凝血酶反过来可将FⅩa-$Ca^{2+}$-FⅤ复合物中的FⅤ激活为FⅤa，形成FⅩa-$Ca^{2+}$-FⅤa复合物，它激活凝血酶原的能力更强。在FⅩa-$Ca^{2+}$-FⅤ/FⅤa复合物作用下，凝血酶原转化为凝血酶。凝血酶激活凝血酶原的能力比FⅩa-$Ca^{2+}$-FⅤa复合物还强，可形成一个强烈的正反馈环路。

（3）纤维蛋白原转化为纤维蛋白

凝血酶作用下，一个纤维蛋白原分子释放四个小肽（两个A肽和两个B肽）形成纤维蛋白单体。纤维蛋白单体可自发地通过氢键形成纤维蛋白多聚体，并形成网状的纤维蛋白束（Fibrin Fiber）。这种网状结构俘获了很多血细胞，其中包括血小板。血小板释放出的FⅩⅢ被凝血酶激活后，可催化纤维蛋白单体之间的共价交联反应。此外，血小板的收缩通过牵拉纤维蛋白束使血栓收缩，挤出多余的液体，被挤出的液体就成为血清（Serum）。血栓的收缩可使血栓进一步固实，同时也使血管的破口缩小。

当医用材料与血液接触时会引起血液的一系列变化。首先是血浆蛋白在材料表面的吸附，依材料表面结构性能不同，在一分钟甚至几秒钟内在材料表面就会产生白蛋白和球蛋白以及各种蛋白质的竞争吸附，在生物材料表面形成复杂的蛋白质吸附层。当材料表面吸附γ球蛋白、纤维蛋白原时易于使血小板黏附，进而导致血小板变形聚集，引发凝血。蛋白表面也可引起红细胞的黏附。虽然红细胞在凝血中的作用仍然不十分清楚，但是如若红细胞发生细胞膜破裂，即出现溶血，红细胞释放的血红蛋白和二磷酸腺苷（简称ADP，促血小板聚集物质）可以引起血小板的黏附、变形和聚集，进而导致凝血。

（4）高分子材料和蛋白质间的作用

高分子材料与生物环境接触时，材料的表面化学和形貌是可能影响蛋白质吸附、细胞相互作用并最终影响宿主反应的重要参数。当材料与生物环境接触时，非特异性的蛋白质首先吸附在材料表面，在几秒至几分钟内达到饱和，形成一层蛋白质吸附层，吸附的蛋白质层会影响随后的血小板黏附和活化等生物反应。除此之外，细胞与材料表面吸附的蛋白质发生吸附，细胞膜表面特异性受体与吸附层蛋白质的生物活性位点结合，经一系列复杂的细胞信号转导，外部信号通过细胞膜进入细胞内部，刺激细胞产生应答，由此可见，吸附于材料表面的蛋白质的种类、数量、层厚、构象、形貌等因素将决定材料表面的细胞反应，最终决定细胞在材料表面的细胞反应。因此，了解蛋白质与材料表面之间的相互作用至关重要，并且控制蛋白质和表面的相互作用仍然是设计生物相容性表面时需要考虑的重要因素。

（三）高分子材料生理环境下的组织反应

组织反应是指局部组织对生物医用材料所发生的反应。组织反应是机体对异物入侵产生的防御性反应，可以减轻异物对组织的损伤，促进组织的修复和再生。然而，组织反应本身也可能对机体造成危害。根据病理变化不同，可以分成以下两种反应：

1.以渗出为主的组织反应

多见于植入初期和植入材料的性质稳定等情况。以中性粒细胞、浆液、纤维蛋白原渗出为主。

2.以增生为主的组织反应

多见于植入物长期存在并损伤机体的情况。以巨噬细胞为主，也可见淋巴细胞、浆细胞和嗜酸性粒细胞，并伴有明显的组织增生，可逐渐发展为肉芽肿或肿瘤。

在使用生物医学材料的过程中，由组织反应引起的两种严重的并发症是炎症和肿瘤。炎症包括感染性炎症和无菌性炎症。感染性炎症可能是由于材料植入的过程中损伤组织，使病原体乘虚而入；也可能是由于植入物本身未经严格的消毒灭菌处理，成为病原体的载体。无菌性炎症不是由于病原体侵入引起，而是由于影响机体内的炎症和抗炎系统的调节而引发的炎症反应。生物材料植入引起肿瘤是一个缓慢的过程，可能是由于材料本身释放毒性物质，也可能是由于材料的外形和表面性能所致。因此，在应用长期植入物之前，进行植入物的慢性毒性、致突变和致癌的生物学试验是十分必要的。

（四）高分子材料在体内的转归

生物医用高分子材料在体内与体液接触后，通过水解作用可转变为水溶性的小分子物质，这些小分子物质进入血液循环，经呼吸系统、消化系统、泌尿系统等排出体外，部分材料或其降解产物将长期存在于人体内。在这个代谢的过程中，可能有酶参与其中。生物医用材料在体内代谢的中间产物和终产物的利弊需要我们进一步研究，因此对于材料在生物体内的代谢产物和途径的研究具有十分重要的意义。

二、生物组织相容性要求及评价

（一）生物组织相容性要求

高分子材料的生物组织相容性的要求与一般生物材料大致相同，主要包括：细胞黏附性、无抑制细胞生长性、细胞激活性、抗细胞原生质生长性、抗炎症性、无抗原性、无诱变性、无致癌性和无致畸性。

（二）生物组织相容性评价

1.生物组织相容性评价标准

从20世纪后期开始经过几十年的不断完善，目前已经形成了比较完整的生物学评价框架。国际标准化组织（ISO）以10993编号发布了17个相关标准，同时对生物组织相容性评价方法也进行了标准化，其中主要包括：10993-3遗传毒性、致癌性与生殖毒性实验，10993-5细胞毒性实验（体外法），10993-6植入后局部反应实验，10993-10刺激与致敏实验，10993-11全身毒性实验。

2.生物组织相容性的评价项目

国际标准为ISO/10993，中国的标准为GB/T1688，重点都是观察研究材料植入体内后与机体组织等短期、长期接触后所引起的各种不同的物理性变化、化学性变化以及机体反应等。

3.常用医用材料生物组织相容性评价

（1）天然高分子材料，如壳聚糖的性质稳定不活泼，不与体液组织产生异物反应，具有很好的生物相容性和安全性，而且其降解产物对人体无毒，无溶血性、刺激性、热源性和致突变性。

（2）人工合成高分子，如聚乳酸及其复合物的组织相容性好，不对周围组织产生毒副作用，也不引起强烈的排斥反应，但聚乳酸容易降解，产生酸性物质引起炎症反应，影响新生骨的机械性能，但是将聚乳酸材料与纳米羟基磷灰石复合后，可有效改善聚乳酸植入体内后的酸性环境，有利于新生骨组织的生长，达到良好的治疗效果。

（3）无机材料，如羟基磷灰石是天然骨无机盐的主要成分，具有良好的生物相容性、骨传导性，被视为骨缺损修复的理想材料，尤其是纳米级的羟基磷灰石，与天然骨中的无机成分近似，引入复合材料中可使材料在力学和生物学方面具有更大的优越性和应用潜力，并且其机械强度好，细胞亲和性佳，体内降解速率快，可很好地填充骨缺损并进行骨传导。

（4）纳米材料，可吸附更多的细胞在材料表面，提高蛋白质的吸附作用，进而提高其组织相容性。

4.生物相容性评价标准的发展

近年来生物材料科学和组织工程学等领域发展迅速，新型生物材料的设计与开发对材料本身的生物活性提出了更高的要求，与之相对应的评价体系也在不断地完善。2018年国际标准化组织发布了新的生物相容性评价标准，即ISO 10993-1:2018，该标准在医疗器械生物学评价的一般原则方面引入了物理/化学信息（Physical/chemical Information）的概念，成为新版生物学评价的第一步，而且增加了新的生物相容性实验项目，如慢性毒性、致癌性、生殖毒性及可降解性等。除此之外，生物医用材料对人体免疫系统的影响以及对细胞因子及相关机制的调控等作用也值得我们去关注。

## 第五节 》》》

# 医用高分子材料存在的问题和发展方向

相关研究调查显示，我国生物医用高分子材料研制和生产发展迅速。随着我国开始慢慢进入老龄化社会和经济发展水平的逐步提高，植入性医疗器械的需求日益增长，生物医用高分子材料在其中都得到了广泛的应用，主要体现在人工器官、医用塑料和医用高分子材料等三个领域。

### 一、人工器官

人工器官主要分为机械性人工器官、半机械性半生物性人工器官、生物性人工器官三种。目前，植入性医疗器械中骨科占据约38%的市场份额；随后是心血管领域的36%；伤口护理和整形外科所占市场份额分别为8%左右。主要应用的生物医用高分子材料有聚甲基丙烯酸甲酯、高密度聚乙烯、聚砜、聚左旋乳酸乙醇酸共聚物、液晶自增强聚乳酸、自增强聚乙醇酸等。人工器官的发展趋势将是诱导被损坏的组织或器官再生的材料和植入器械。人工骨制备的发展趋势是将生物活性物质和基质物质组合到一起，促进生物活性物质的黏附、增殖和分化。血管生物支架的发展趋势是聚合物共混技术，如海藻酸钠、壳聚糖胶原、琼脂糖壳聚糖、明胶壳聚糖、聚己内酯、聚乳酸、聚乙二醇等两种或多种材料的复合体系。

## 二、医用塑料

医用塑料，主要用于输血输液用器具、注射器、心导管、中心静脉插管、腹膜透析管、膀胱造瘘管、医用黏合剂以及各种医用导管、医用膜创伤包扎材料和各种手术用品、护理用品等。注塑产品是医用塑料制品当中产量最大的品种。

目前各国都认识到了医用塑料的重要价值，加大了研发力度，并且取得了一些进展。医用塑料的发展趋势是开发可耐多种消毒方式的医用塑料，改善现有医用塑料的血液相容性和组织相容性，开发新型的治疗、诊断、预防、保健用塑料制品等。高分子材料运用在医疗器械产品中，需要精密的加工技术和工艺，产品的设计与研发有着更高的要求。

## 三、药用高分子材料

药用高分子材料在现代药物制剂研发及生产中扮演了重要的角色，在改善药品质量和研发新型药物传输系统中发挥了重要作用。药用高分子材料的应用主要包括两个方面：用于药品剂型的改善以及缓释和靶向作用，此外，还可以合成新的药物。

我国药用高分子材料的应用发展相对滞后，品种不够多、规格不完整、质量不稳定，导致制剂研发能力与国外产生差距。高端药用高分子材料几乎全部依赖进口。专业药用高分子材料企业则存在规模小、品种少、技术水平低、研发投入少的问题。目前，药物剂型逐步走向定时、定位、定量的精准给药系统，考虑到医用高分子材料所具备的优异性能，将会在这一发展过程中发挥关键性的作用。发展趋势是开发生物活性物质（疫苗蛋白、基因等）靶向控释载体。

虽然生物医用高分子材料的应用已经取得了一些进展，但是，随着临床应用的不断推广，也暴露出不少问题，主要表现为功能有局限、免疫性不好、有效时间不长等。如植入血管支架后，血管易出现再度狭窄；人工关节有效期相对较短等。之所以出现这些问题，主要原因是人体与生俱来的排异性。

生物医用高分子材料隶属于医疗器械产业，其发展备受政策支持。国务院于2015年5月印发的《中国制造2025》明确指出大力发展生物医药及高性能医疗器械，重点发展全降解血管支架等高值医用耗材以及可穿戴、远程诊疗等移动医疗产品。可以预见，在未来20～30年，生物医用高分子材料会迎来新一轮的快速发展。

**思考题：**

1. 简述医用高分子材料的分类。
2. 简述医用高分子材料的合成制备技术。
3. 简述高分子纳米结构材料的分类。
4. 简述人工器官高分子材料的应用。
5. 简述影响高分子材料生物相容性的因素。
6. 简述医用高分子材料发展的方向。

# 第七章　医用纳米材料

## 第一节 》》》
## 概　述

### 一、纳米材料的定义

纳米（Nanometer，nm）是长度单位，1 nm = $10^{-9}$ m。在 20 世纪 80 年代，纳米最早被用于命名材料。纳米材料是指三维空间中至少有一维处于纳米尺度范围内的超精细颗粒材料或者以它们作为基本单元所构成的材料（图 7-1），一般来说，1 纳米相当于 10～100 个原子紧密排列所形成的尺度。严格意义上，根据欧盟委员会在 2011 年的提议，纳米材料被重新定义为一种由基本颗粒组成的粉状、团块状的天然或人工材料，这一基本颗粒的一个或多个三维尺寸在 1～100 nm 之间，并且这一基本颗粒的总数量在整个材料的所有颗粒总数中占 50% 以上。

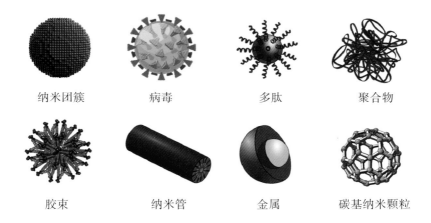

图 7-1　常见纳米材料

　　纳米颗粒的尺寸很小，处在原子簇所在的微观和肉眼可见的宏观世界的过渡区域，是一种典型的介观系统，包括金属、非金属、有机、无机和生物等多种颗粒材料。随着物质的超细化，其表面电子结构和晶体结构发生变化，产生了宏观物质材料所不具有的小尺寸效应、表面效应、量子尺寸效应、量子隧道效应和介电限域效应，从而使超细粉末与常规颗粒材料相比，具有一系列特异的物理、化学性质，使之作为一种新材料在国防、电子、化工、轻工、航天航空、生物和医学等领域中具有广阔的应用前景。

　　早在 1959 年，美国学者理查德费曼预言：我毫不怀疑当我们能够在小尺度上控制物质的组装和排列时，我们将获得更强大的能力去制备全然不同的新材料。而在之后的五十年里，随着纳米科技的发展，国内外学者已经能够通过纳米技术来实现在一定程度上操控原子和分子的排列，将分子或原子组装成纳米粒子和纳米结构。目前这些纳米粒子和纳米结构大多被应用在生物医学领域，构成了纳米材料科学的重要分支——医用生物纳米材料（Medical Biological Nanomaterials）。

　　医用生物纳米材料，也被称为医用纳米材料，是指具有纳米效应的生物学功能材料，它是现代纳米科技与生物医学相互交叉融合所产生的领域。医用纳米材料主要体现在纳米药物载体、纳米分子影像、纳米组织工程以及纳米级微小检测机器等方面。医用纳米材料的基本结构尺度微小，这种微尺度结构会表现出多种独特的性能，例如量子效应、小尺寸效应、表面效应以及宏观量子隧穿效应等，从而使得医用纳米材料具有磁引导靶向性、生物相容性、高吸附性以及光学效应等特性。目前对医用纳米材料的研究还很局限，很多技术上的问题亟待解决。但即使如此，医用纳米材料仍然是目前研究者们最感兴趣的话题和全球医学界的研究热点。

二、纳米材料的特性

（一）纳米粒子的基本效应

1.量子效应（Quantum Effect）

量子效应是纳米粒子的基本效应之一。众所周知，原子是由原子核和核外电子组成的，核外电子在轨道上高速运动，这里的轨道也称电子能级。根据量子理论，单个原子的电子能级是离散的，而当多个原子相互作用时，对应的原子轨道相互组合，就形成新的能级，并且随着相互作用的原子的数目增多，所形成新的能级之间的距离会变小，当原子数目非常大，能级之间相互融合时就形成一个连续的能带。因此，对于宏观尺度的材料而言，它的能级是连续分布的；而随着微粒直径的减小，能级间距增大，到纳米尺度上就形成了量子效应。纳米粒子的量子效应就是指当微粒尺寸减小到某一特殊值，一般与光波波长相当甚至更小时，金属的电子能级由连续分布变成离散分布的现象以及半导体存在不连续的最高被占据分子轨道和最低未被占据分子轨道能级能隙变宽的现象。当纳米微粒受到激发时，处在高能级轨道上的电子会跃迁到低能级轨道，并会根据能隙的不同而释放出不同的能量，因此，很多原本不会发光的金属或者半导体材料在以纳米粒子的形式存在的情况下，能在激光的照射下发出不同颜色的光。比如我们已经开始应用的量子点。量子点可以通过调节自身的尺寸来控制发光的性质，随着尺寸的变化，量子点能在激发状态下发射出颜色不同的荧光。

2.小尺寸效应（Small Size Effect）

当无数的原子和分子相互作用时，电子能级相互融合，能隙趋于无限小，这时候就形成固体。而原子排列顺序的不同会导致固体出现晶态和非晶态两种状态。在粒子的尺寸与光波波长、电子波长等特征物理尺寸相当甚至更小时，晶态粒子的周期性边界条件将被破坏，而非晶态粒子的表面层附近的原子或分子密度会减小，从而改变粒子的声、电、光、磁、热以及力学等特性，表现出全新的特性，这就是我们常说的小尺寸效应。纳米材料的小尺寸效应会使得其本身的熔点发生改变，一个典型例子就是金属纳米粒子的熔点显著低于块状金属固体，2 nm 大小的金纳米粒子熔点为600 K，而块状金材料的熔点则高达1337 K；相似的是，银纳米粒子的熔点会低到373 K。

3. 表面效应（Surface Effect）

无限多的原子相互作用最终形成宏观固体或微粒，由于材料本身的宏观尺寸非常大，其内部原子数是远大于表面原子数的。而在微观或介观尺度下，纳米微粒的体积远比宏观固体的体积小得多，其表面原子数与内部原子数之比就会迅速增加。处在粒子内部的原子，由于被表面原子所包裹，就会处于一种"饱和"状态，化学性质比较稳定；而表面原子只有部分会与内部的原子产生化学键进行配位键合，其他表面原子会因为原子配位不足而以"悬键"的形式存在，这些表面原子活性高，化学性质极不稳定，纳米粒子尺寸的变化导致其内部原子数和表面原子数的比例发生变化，进而导致粒子化学性质发生变化，这就是所谓的表面效应。

纳米粒子的表面效应主要体现在以下几个方面：粒子的表面能增加，很容易与其他原子相结合，比如金属纳米粒子可以在空气中燃烧；无机纳米粒子暴露在空气中会吸收气体，并与之发生反应；无机纳米粒子在进入生物系统后会强烈地吸附在蛋白质分子表面，甚至直接改变蛋白质分子的构象等。纳米粒子的表面效应还能增强纳米材料与生物分子之间的结合能力，这已经在高灵敏度检测中得到应用。

4. 宏观量子隧穿效应（Quantum Tunneling Effect）

势垒就是势能比附近的势能都高的空间区域，设想一个运动的微观粒子在遇到一个势垒，并试图穿过势垒，由量子力学我们可以得知运动中的粒子是有概率穿过势垒的，微观粒子这种贯穿势垒的能力称为隧穿效应。

近年来随着研究的深入，发现纳米粒子的磁化强度和磁通量等宏观量也具有隧穿效应，它们可以穿越宏观系统的势垒而产生变化，这被称为纳米粒子的宏观量子隧穿效应。这种宏观量子隧穿效应被广泛应用于生物医学领域，一个典型例子就是扫描隧道显微镜，由于电子的隧穿效应，金属中的电子会从分子探针表面流向样品表面，产生隧道电流，通过扫描记录每一个点的隧道电流，就能绘出样品的表面特征。

5. 介电限域效应（Dielectric Confinement Effect）

随着纳米晶粒粒径的不断减小和比表面积不断增加，其表面状态的改变将会引起微粒性质的显著变化。例如，当在半导体纳米材料表面修饰一层某种介电常数较小的介质时，相对裸露于半导体纳米材料周围的其他介质而言，被包覆的纳米材料中电荷载体的电力线更易穿过这层包覆膜，从而导致它相比裸露纳米材料的光学性质发生了较大的变化，这就是介电限域效应。当纳米材料与介质的介电常数值相差较大时，便产生明显的介电限域效应，此时，带电粒子间的库仑作用增强，结果增强了电子-空穴对之间的结合能和振子强度，减弱了产生量子尺寸效应的主要因素——电子-空穴对之间的空间限域能，即此时表面效应引起的能量变化大于空间效应所引起的能量变化，从而使能带间隙减小，反映在光学性质上就是吸收光谱表现出明显的红移现象。纳米材料与介质的介电常数相差越大，介电限域效应就越明显，吸收光谱红移也就越大。近年来，在纳米 $Al_2O_3$、$Fe_2O_3$、$SnO_2$ 中均观察到了红外振动吸收。

（二）纳米粒子的理化性质

1. 热学特性

热稳定性是纳米结构在纳米电子学中应用的重要参数之一。纳米结构根据温度的不同具有不同的形貌和微观结构，例如硅纳米结构，其纳米结构的形成取决于其退火温度。通过控制退火温度，可以控制和调整硅基纳米结构的形状和结构。根据热力学第二定律，对于时间尺度较大的系统，熵率是正的。但根据涨落定理，具有较小时间尺度的较小系统违反了这一定律，这已被实验证明。该实验包括观察作用在光学阱内粒子上的位置和力。分析熵对于纳米结构在纳米机械中的应用具有重要意义，如纳米马达，随着纳米机械的小型化，纳米机械热力学运行的可能性增大。

2. 光学特性

由于量子尺寸效应，纳米线等纳米结构具有吸光和发光等光学特性。

硅纳米线在吸收边呈蓝移。由于量子效应和表面效应，硅纳米线也表现出了离散吸收和光致发光特性。电子在零维纳米结构和二维纳米结构中的限制导致能带结构的变化。能带结构的变化导致了光学特性的变化，如发射和吸收能量。纳米线在室温的紫外光区表现出激光作用。由于衍射和光致发光效应，直径较小的纳米结构不表现出激光作用。纳米结构具有较高的非线性光学响应，可用于纳米级光学电路。纳米结构的宽带隙被用于太阳能电池的制造。

3. 电学特性

半导体纳米线被用于一些电子器件，如二极管和逆变器。在半导体纳米线的组装和合成过程中，可以控制其电子性能。自下而上的纳米结构制备技术优于自上而下的制备技术。随着纳米结构尺寸的减小，电子输运特性变得显著。纳米器件的密度随尺寸的减小而增大。电子在一维、二维或三维的限制导致载流子的较小散射。电子载流子的迁移率受到与其他载流子、表面、界面、声子、杂质或等离子体等多种散射方式的影响。纳米结构的电子性质是物体与分子材料之间的桥梁。在纳米结构中，尺寸对电子传递有很大的影响。直径表体积比大的纳米结构影响电子的传递特性。电子输运性质的变化取决于纳米结构中激子和载流子的限制。

4. 扩散和烧结特性

由于在纳米结构材料中有大的界面，这些界面为原子提供了短程扩散途径。因此，与单晶材料相比，纳米结构具有较高的扩散率。较高的扩散率对蠕变以及超塑性等力学性能有显著的影响，同时可以在较低的温度对材料进行有效的掺杂，使不混溶金属形成新的合金相。增强的扩散能力产生的另一个结果是使纳米材料的烧结温度大大降低。

5. 输运特性

纳米结构的输运性质与体系的尺寸和长度有关。纳米结构的长度特性取决于温度、电场和磁场以及杂质散射。传输特性因材料而异。纳米结构中电子的动量由于散射而被破坏。杂质散射是影响电子输运的重要散射机制之一。平均自由长度与动量的弛豫时间成正比。它是电子经过的距离，在此之前它的相干态被非弹性散射破坏。电子的相位受到电子–电子散射或电子–声子散射等散射的干扰。杂质散射也会对相弛豫长度产生影响。

如果杂质具有内部自由度，如磁性杂质的内部自旋，则它可以改变电子的相，从而改变相弛豫长度。电子的动能依赖于德布罗意波波长，德布罗意波波长决定了在长度尺度上电子的类波行为。

### （三）纳米粒子的毒性

随着纳米科技的发展，纳米粒子被广泛应用于生物医学领域，催生了大量医用纳米产品，如生物传感器、纳米药物载体以及碳纳米管等。前文提到，纳米粒子的尺寸与细胞尺寸相当甚至比细胞还小，并且许多已经在临床应用的纳米粒子具有很强的生物相容性，可以跨越各种细胞屏障，易于通过胞吞作用进入人体的多种细胞内，其中包括巨噬细胞、上皮细胞、肝细胞以及成纤维细胞等。而这些纳米粒子侵入人体细胞后，会产生特殊的细胞毒性，从而破坏细胞的功能，损坏肺、肝以及肾等敏感器官；一些具有自组装能力的人工纳米粒子进入人体后，还会破坏生物分子的立体结构，进而对生命过程本身的化学反应和自组装过程发生干扰。图7-2展示了纳米颗粒的毒性机制。

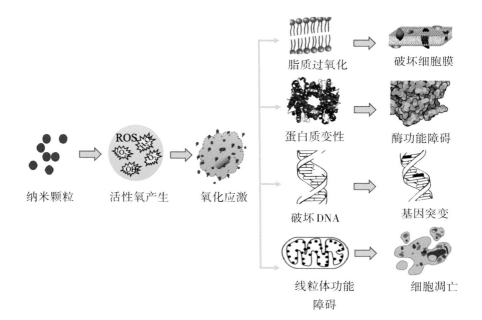

**图7-2 纳米颗粒的毒性机制示意图**

　　尽管纳米材料的毒性已经引起科学界和工业界的注意，但对纳米材料的安全性评估还比较匮乏，只对少量纳米粒子的毒理进行了研究。纳米银颗粒在生物医学中被广泛应用于抗菌仪器以及杀菌医药的研发，这得益于它良好的杀菌效果，然而近年来有学者研究指出剂量为 20 μg/mL 的 10 nm 大小的银纳米颗粒对人肺细胞具有细胞毒性。至此，纳米材料的毒性逐渐引起科学界的重视。当然，尽管有些纳米材料仍存在着一些对人体有害的因素，但与其给未来医疗领域带来的巨大影响和改变相比，它仍然是我们当今最期待的材料之一。所以未来科研工作者们也将在研究纳米材料的毒性、如何减少毒性以及更好地利用纳米材料造福医疗领域等方面继续努力。

## 第二节 »»»
## 纳米材料的分类

　　由于纳米材料种类繁多，并且作为研究热点，很多纳米材料正被相继研发，因此根据纳米材料的主要特性进行分类是非常必要的。纳米颗粒既是现代科技的产物，也存在于自然环境中，例如火山爆发、森林火灾、干盐气溶胶或者矿物产生的一些超精细氧化物或碳酸盐颗粒；而在人类活动中，化石燃料的燃烧过程中也会产生一些超精细颗粒。纳米材料最早以来源分类，但由于目前纳米技术的高速发展催生了大量纳米材料，单一的分类标准已经不能满足研究者的需求，所以近年来研究者们又根据纳米材料的维度、类型以及外观等对其细化分类。下面将从上述几个方面简单对纳米材料进行分类。

### 一、按材料的维度数分类

首先我们从纳米材料最重要的性质——维度上对其进行分类。在描述纳米结构时，根据材料在纳米尺度上拥有的维度数可将其分为零维纳米材料、一维纳米材料、二维纳米材料以及三维纳米材料。

纳米团簇是原子群或分子群，每个空间维度为1～100 nm。一般来说，原子团簇和纳米微粒均属于零维纳米材料。量子点就是其中的代表，量子点是合成的纳米级晶体，它在三个维度上的尺寸均与电子波的波长相当甚至更小，因而电子或者载流子在三个方向上都受到约束，不能自由运动，但可以转移电子，并根据其组成和形状表现出多种特性。它们是半导体，在紫外光照射下会发出特定的颜色；能表现出独特的物理特性，允许更高的太阳辐射吸收。

一维纳米材料是指具有1～100 nm两个特征维度和一个非纳米尺寸的纳米结构。纳米管、纳米纤维和纳米线就是一维纳米结构的典型例子。这种纳米材料的电子在两个维度上的运动受到约束，只能在一个方向自由运动。同样地，组成和形状不同也会导致它们表现出不一样的性质。纳米管的手性不同，传导特性也会千差万别。一维纳米材料的组成多样，其中包括金属、陶瓷或聚合物制成的微晶或多晶材料等。

当纳米材料由薄层组成时，这些薄层的厚度可能只有一个原子层，其表面有许多原子，它们被归类为二维纳米材料。二维纳米材料的电子运动只在一个维度上受约束，在其他两个维度上均能自由运动。二维纳米材料由于其较薄的厚度和较高的纳米尺度尺寸，成为最薄的纳米材料。这些纳米材料通常是层状结构，同时具有较强的面内键和层内较弱的相互作用，它们可以通过层压前驱体产生。事实上，两个维度均不局限于纳米尺度的二维纳米材料会表现成板状结构，如纳米薄膜、纳米涂层等，在制备纳米材料时，会将其作为单层结构或多层结构，置于纳米材料的衬底，从而使之集成到一个复杂的材料基质中，这种材料基质可以是金属、陶瓷或聚合物等，从而制成了纳米复合材料。石墨烯、六方氮化硼和金属二卤族化合物都是这一类纳米材料的典型代表。

所有尺寸在100 nm以上的块体材料被称为三维纳米材料。具有纳米晶体结构或涉及纳米尺度特征的材料就是这个维度的例子。块体纳米材料可以由不同取向的纳米晶体组织形成。三维纳米材料可以由纳米颗粒分散体、纳米线束和纳米管以及多层体组成，但也可能有更复杂的排列方式。

二、按材料的来源分类

在纳米材料中，根据它们的来源可以有三个主要类别：偶然纳米材料、人为制造的具有确定的最终用途特性的工程纳米材料以及自然产生的纳米材料。然而，自然产生的、偶然产生的和人造的纳米颗粒之间的区别通常不明显。在某些情况下，偶然的纳米材料可以反映为自然产生的纳米粒子的一个亚群。

偶然的纳米材料存在于所有自然环境中，如地表水、海洋水、土壤或大气。偶然纳米材料和工程纳米材料的主要区别是形态完全不受控制。自然界中的纳米粒子是由光化学反应、沙尘暴、火山爆发、森林大火产生的。

工程纳米材料是根据其形状、大小、表面性质和化学性质来形成和设计的，具有非常特定的性质。它们通常是气溶胶、胶体或粉末，并且纳米材料的性质可能更多地取决于表面积而不是纳米粒子本身的化学性质。工程纳米材料的出现始于20世纪，相对于其他两种纳米材料，数量较少。目前全世界正在不断开发新的纳米材料。最常见的纳米工程材料是金属氧化物纳米级聚合物，其中最常见的是二氧化钛、铁和氧化铝等，用于建筑、电子、计算机、制药和医疗行业的聚合物纳米复合材料也较常见，它们的产量从千克级到吨级不等。

自然产生的纳米材料、纳米粒子和纳米结构存在于包括病毒在内的所有生物体中。纳米颗粒来自细菌、藻类和病毒，也可以在更复杂的生物体中发现：植物、昆虫、鸟类、动物和人类中都有纳米颗粒。它们的识别有助于理解其形成机制：例如，植物利用土壤和水中的微量元素，并将它们以纳米粒子的形式积累。放线菌可以与可溶性金属结合并使其沉淀形成几种金属的纳米粒子，例如银、金、合金、非磁性氧化物、磁性氧化物以及金属硫化物量子点等。

三、按材料种类分类

纳米材料的类型也不可忽视，下面根据纳米材料的类型对其进行分类，目前大多数纳米材料可以分成以下几种：碳基纳米材料、无机基质纳米材料、有机基质纳米材料、复合基质纳米材料等。

（一）碳基纳米材料

由碳元素组成的纳米材料统称为碳基纳米材料，这些含有碳的纳米材料呈现多种形态和相态。借助过渡族金属，如铁、钴、镍及其合金等，作为催化剂就能在873～1473 K的温度下生成碳基纳米材料。纳米碳材料的主要代表有具有限定数量的椭球或球状碳原子结构的富勒烯、碳纳米管、碳纳米纤维、炭黑微粒以及由单层碳原子组成的石墨烯等。碳是组成有机物最基本的元素之一，自20世纪60年代发现碳材料在血管中有良好的抗血栓性能以来，碳材料已经被广泛应用于人造血管、种植牙根、人造心脏瓣膜、人工骨关节等医用器件的制造。纳米碳纤维具有低密度、比表面积大、结构致密等优良特性，并且还有很好的生物相容性，目前在临床上已经能显著提高人工肌腱、人工义齿以及人工韧带等的强度、硬度等特性。运用碳纳米材料的高吸附性特性，能更好地净化人体的血液系统，清除某些特定的病菌或病毒等。

（二）无机基质纳米材料

无机纳米材料主要由小于100 nm的金属或金属氧化物颗粒制成。它们是由金、银等纯贵金属纳米粒子或以氧化钛、氧化锌等金属氧化物的形式构成。这一类别里还有半导体纳米材料，如硅和陶瓷。纳米无机材料是医用纳米材料的重要研究领域，它大大改进了传统医用无机材料的性能，并赋予它新的特性，应用范围更加广泛。这里以陶瓷纳米材料为例予以介绍。陶瓷是一种多晶结构，传统陶瓷由于制造工艺的原因，材料中会出现气孔和微小裂纹。而陶瓷本身性能主要由组成和结构决定，所以传统陶瓷存在着低温脆性的特点，容易发生断裂破坏。而纳米陶瓷很好地克服了这一缺点，纳米粒子所具有的小尺寸效应和表面效应显著地提高了纳米陶瓷的强度、硬度、韧性以及超塑性等性能。例如氧化钛纳米陶瓷和氟化钙纳米陶瓷材料在室温或较低温度下就能发生塑性变形。最近的研究又发现，氧化钛和氧化锌等纳米陶瓷材料的形变率敏感度会随着粒径减小而明显提高。纳米陶瓷材料作为一种新型高性能陶瓷材料，在组织工程中有着广泛的应用，也逐渐引起了各国研究者的关注，并已经将其应用到生物医学领域，在细胞分离、细胞染色以及疾病诊断方面发挥着巨大作用。

（三）有机基质纳米材料

有机纳米材料是纳米材料的重要组成部分，一般都具有稳定的结构形态，能够通过多种聚合方式和聚合单体从分子水平上来设计合成，在制备过程中能够控制尺寸和颗粒的均一性，这样能够使有机纳米材料在具备纳米颗粒的基本效应的同时，还具有其他特定功能，如对温度、pH、电场以及磁场的敏感性等。树状大分子、胶束、脂质体和聚合物–药物耦合体均是有机纳米材料的典型代表。

纳米胶束的直径一般小于100 nm，它是由两种性质相近的聚合物在一定的温度和浓度下自发形成的。这种纳米胶束通常由两部分组成：具有疏水性的胶束核以及亲水性的胶束冠。纳米胶束的疏水核作为主体以非共价的方式装载疏水性纳米药物，而亲水的胶束冠则被用来隔绝外界环境对内核的影响，增加纳米胶束的稳定性。纳米胶束核和冠的比例不同，会使得其呈现球形、圆盘形、棒状或者片层状的不同结构。

树状大分子又被称为树状体，顾名思义，其外观上为放射状对称的球形粒子，是一种具有三维结构且高度分支化的人工合成高分子粒子，表面官能团丰富，能够与分子探针直接相连，其分子内部存在着大量空腔，可用于装载药物组分，被广泛用于叶酸、雌激素等抗肿瘤药物的输运。

脂质体也称类脂小球，是一种具有磷脂双分子层组成的类膜结构的微小囊泡。脂质体主要由磷脂构成，但为了调节膜结构的特性，通常在其中加入某种脂溶性成分。例如，胆固醇具有两亲性，可调节脂膜的流动性和通透性，与磷脂相结合可制得稳定性较高的脂质体。而在脂质体膜中加入带电荷分子，如十八胺、磷脂酸等，可改变脂质体表面的荷电状态，从而改变脂质体的包封效率等理化性质以及其在机体内的动力学行为。

研究者通过利用可降解的化学键将化学药物分子与聚合物分子直接相连，从而得到聚合物–药物耦合体。由于化学键的存在，这类耦合体具有明确的组成成分和空间结构；并且小分子化学药物与聚合物键连之后可以形成纳米尺度的药物颗粒，其水溶性得到提高，体内循环时间延长，在肿瘤组织中的浓度升高；通过分子耦合技术，蛋白质和多肽类药物可以降低其免疫原性和保持其蛋白分子的稳定性，延长其在血浆中的循环时间。

### （四）复合基质纳米材料

复合基质纳米材料是至少在纳米尺度上具有一相的多相复杂纳米结构。它们既可以将不同组成和形状的纳米粒子组合在一起，也可以将纳米粒子包含在块状材料（如混合纳米纤维）或更复杂的结构（如金属有机框架）中。纳米复合材料可以是碳基纳米材料、金属基纳米材料或有机基纳米材料和各种形式的块状材料的任何混合物。这些复合材料由于具有独特的纳米尺寸效应，可以明显提高传统复合材料的韧性和耐温性，这让其在组织工程以及医药学领域有巨大的应用前景。

有机-无机复合纳米材料是指有机材料和无机材料在纳米尺度上的复合，包括在有机基质上分散无机纳米微粒和在无机材料中加入纳米尺度的有机材料。目前被广泛研究的有机-无机纳米复合材料大都指前者，其中有机物多为高分子聚合物。有机-无机纳米复合材料既能作为结构材料，又具有特殊的理化功能，对其研究是纳米科技领域内一项很有基础研究及应用研究价值的重要课题。这种复合材料并不是无机相与有机相的简单结合，而是由无机相和有机相在纳米范围内相互聚合形成，两相界面间存在着较强或较弱的化学键，两相复合将得到集无机、有机、纳米粒子的诸多特异性质于一身的新材料，特别是有机-无机复合纳米材料的界面特性将使其具有广阔的应用前景。有机材料优异的光学性质、高弹性和韧性以及易加工性可改善无机材料的脆性。尤为重要的是，有机物的存在可以提供一个优良的基质环境，提高无机纳米材料的稳定性，从而在微观上控制其材料性能，提高其生物相容性、力学强度、生物可降解性、生物活性等特性。

除了上述分类外，由于纳米材料的低维度有利于相互作用的发生，还可以根据其形状和空间组织（团聚体或团聚结构）来分类。事实上，小颗粒由于其高表面积而非常活跃，并且易于在纳米颗粒之间形成弱键或在纳米颗粒之间形成稳定键。由于材料组成、晶体结构和制造方法的不同，纳米结构的形貌发生了显著的变化。在混合纳米颗粒存在的情况下，需要考虑的形态特征是每个单元的丰满度、平坦度、长宽比和空间位置。纳米颗粒的长宽比表示二维或三维图形的两个主要维度之间的关系。高长宽比的纳米颗粒包括纳米管和纳米线，而小长宽比的纳米颗粒有球形、椭圆形、立方、棱镜、螺旋和柱状。通过改变合成方法和操作条件，同样的材料可以生产各种形状的纳米颗粒，如球体、棒、管、针、立方体和八面体。水热合成法可以通过改变温度、压力、试剂浓度、处理时间和pH值，得到不同形貌、组成和结晶度的纳米材料。纳米四面体、纳米棒、纳米立方体、纳米针和纳米棒可以通过改变合成条件来产生。纳米材料的形态多样性使得其产生更复杂的结构。例如，使用DNA作为构建块的自组装方法允许生产尺寸在10～100 nm之间的三维结构，如多边形框架、齿轮形状等。形态多样性允许这些材料包含大量的表面原子，使其物理和化学特性个性化。相比之下，大多数纳米材料的热力学稳定性需要仔细考虑，它们的非平衡形态，在距离单晶形状的给定物质，对应于系统的自由能的最小值。纳米球或规则的纳米粒子是自然界中常见的一种粒子，其研究成果和获得的前景十分广阔。例如，不同尺寸的纳米金在光的吸收和反射方面存在差异，这种差异随纳米颗粒的大小和键合排列不同而改变。

纳米材料种类繁多，在类型、尺寸、纳米结构和来源上都各不相同。它们可以自然发生，也可以通过化学、机械、物理或生物方法合成，具有各种成分和纳米结构。最重要的区别在于它们的大小，但是，进一步的分类有助于理解如何构建纳米材料，并了解其潜在的应用。

## 第三节 》》》
# 纳米生物传感器在疾病诊断方面的应用

疾病诊断对于提高疾病的治疗效果有重要的意义，有利于调查人类群体对某种疾病的易感性，更有利于某种疾病的早期确诊和及时治疗。目前全球范围内约有六分之一的死亡是由于疾病晚期才被诊断或者无法诊断造成的。疾病的治疗效果，很大程度上取决于其早期有效的诊断。现在临床上主要采用显微技术、免疫吸附技术以及免疫荧光技术来实现疾病的早期诊断，但上述方法存在很大的局限性，如灵敏度低、操作烦琐、特异性低、成本过高以及精确度低等，所以生物传感技术应运而生。

生物传感器（Biosensor；Biological Sensor）的概念是由 Cammann 在 1977 年提出的，它能将生物反应转化为电信号。早期生物传感技术也存在选择性差、易受环境干扰等局限性，而研究发现，将纳米材料应用到生物传感器中，可以有效减少这些局限性。与传统的生物传感器相比，高比表面积的纳米材料使得生物传感器具有高灵敏度、优良选择性以及响应时间短等优点；此外，纳米生物传感器能够传导更多种类的信号，如电信号、化学信号以及光信号等。研究发现，纳米材料独特的理化性质使之能高灵敏度地测量机体的脂质和脂蛋白水平。目前纳米材料已经被广泛地应用于生物传感器的制备当中（表7-1），并在生物医学诊断中取得了巨大成果。

表7-1　常见用于纳米传感器的纳米材料

| 纳米材料 | 传感方式 | 诊断疾病 | 生物标志物 | 检出限 |
|---|---|---|---|---|
| 叠氮化-乙基炔烃-金纳米颗粒 | 比色 | 大肠杆菌感染 | 大肠杆菌 | 40 cfu/mL |
| 表面功能化金纳米颗粒 | 超分子传感 | 大肠杆菌感染 | 脂肪酶 | 100 cfu/mL |
| 多肽修饰的金纳米颗粒 | 石英晶体微天平传感 | Ⅳ型胶原蛋白相关疾病 | Ⅳ型胶原酶 | 0.96 mg/mL |
| 多功能复合氧化石墨烯基纳米材料 | 表面增强拉曼散射传感 | 阿尔茨海默症 | β淀粉样蛋白和Tau蛋白 | 100 fg/mL |
| 氨基葡萄糖-磁性介孔二氧化硅纳米复合材料 | 基于磷酸葡萄糖变位酶的活性化验 | 食品安全检测 | 黄曲霉素 | 0.02 ng/mL |
| 金纳米晶体修饰的石墨烯-纤维素复合体 | 表面增强拉曼散射 | 新生儿黄疸 | 血胆红素 | 7 μmol/L |

| 纳米材料 | 传感方式 | 诊断疾病 | 生物标志物 | 检出限 |
|---|---|---|---|---|
| 嵌入细菌纤维素纳米纸中的光致发光碳点 | 视觉监控 | 黄疸 | 胆红素 | 0.19 mg/dL |
| 纳米酵母单链抗体修饰的金-银纳米复合体 | 表面增强拉曼散射 | 肿瘤 | sPD-1 | 6.17 pg/mL |
| | | | sPD-L1 | 0.68 pg/mL |
| 4-巯基苯甲酸编码的金纳米颗粒 | 表面增强拉曼散射 | 血癌 | 循环肿瘤细胞 | 5 cells/mL |
| 牛血清白蛋白纳米团簇 | 基于内滤效应的荧光分析方法 | 高胆固醇 | 胆固醇 | 1.4 μmol/L |
| 聚乙二醇-金纳米棒 | 局域表面等离子体共振 | 阿尔茨海默症 | tau蛋白 | 1.56～1.66 μmol/L |
| 荧光金纳米团簇 | 荧光猝灭 | 神经退行性疾病 | 左旋多巴胺 | 0.622 μmol/L |

## 一、代谢紊乱性疾病的诊断

生物体通过生化反应分解自身所摄取的食物并合成自身所需要的能量的过程就叫作生物体的代谢。当机体的生化反应出现问题时，就会发生代谢紊乱。当代谢紊乱发生时，机体内维持生命活动所需的物质就会出现不平衡，导致细胞和细胞器功能失常，久而久之，机体就会出现各种疾病，如机体的肝脏或者胰腺功能失常时，机体可能会患上糖尿病、过度肥胖以及脂肪肝等多种代谢紊乱病。下面将简要介绍纳米生物传感器在代谢紊乱疾病检测方面的应用。

### （一）糖尿病的诊断

糖尿病是一种常见的代谢紊乱疾病，由于人体内的胰腺缺少足够的胰岛素或者机体不能有效地利用胰岛素，从而导致机体内血糖升高。随着时间的推移，高血糖会对人体，尤其是神经和血管产生严重的损害。对于糖尿病的检测，最直接的方法是测定体液中的血糖水平。研究者基于二茂铁酰亚氨丙基修饰的二氧化硅纳米颗粒偶联物开发了一套新型纳米复合体系，并将其包裹在葡萄糖氧化酶和戊二醛交联的牛血清蛋白中，该体系能够用于体液中葡萄糖水平的电化学检测，检出限为 0.68 nmol/L。几年之后，科研人员利用苯二硼酸设计了一个荧光碳点并将其作为功能配体与纳米粒子相结合形成硼酸配合物。苯二硼酸能被过氧化氢氧化，并通过电子转移淬灭碳点的荧光，根据荧光碳点的数量就可以用来评估体液中的葡萄糖水平。同年，有研究人员利用透明质酸、金纳米颗粒以及葡萄糖氧化酶合成了一种非侵入性复合物纳米生物传感器，能够持续监测和测量机体体液中的葡萄糖水平，该传感器响应速度快，可在 5 秒内响应。最新的研究表明，利用铜、金纳米颗粒、氧化石墨烯以及纳米纤维设计的一种电化学纳米生物传感器，将这种传感器与葡萄糖氧化酶和过氧化氢酶相结合，能很好地加快体液中的葡萄糖转化分解为葡萄糖酸，从而更快地追踪生物体液中的葡萄糖水平。

（二）过度肥胖的诊断

身体中脂肪或脂肪组织的过度积累会造成机体的肥胖问题，肥胖与糖尿病、心血管疾病、高血压和高脂血症的风险呈正相关。肥胖症的病因有多因素，是一种能量的正常消耗和体重的过度增长之间不平衡导致的慢性疾病。胆固醇是生物细胞膜的主要组成部分，并用于组织中脂肪酸的制备。在肥胖症的临床诊断中，胆固醇水平的测定是非常重要的。研究者将胆固醇氧化酶与多壁碳纳米材料–聚吡咯纳米复合修饰电极功能化的金纳米材料结合，制成了一种电化学生物传感器。循环伏安法测定结果表明，随着胆固醇浓度的增加，电流降低，通过电信号可以准确测定体液中的胆固醇水平，从而实现对肥胖疾病的诊断。

（三）苯丙酮尿症的诊断

苯丙酮尿症也是一种代谢紊乱病，它能够影响新生儿的生长发育。该疾病主要与 DNA 突变有关，是一种罕见的先天性常染色体隐性遗传病。机体常染色体中的苯丙氨酸羟化酶的编码基因发生变异，导致苯丙氨酸代谢异常，无法转化为酪氨酸，这使得苯丙氨酸在血液和大脑中积累。准确的诊断和精确的药物治疗可以提高患者的生存能力。研究者将金纳米颗粒涂在打印碳电极上的还原氧化石墨烯薄片上，采用自组装技术将独特的单链 DNA 烷硫醇探针连接到该生物传感器表面，并使用蓝色作为插入电化学标记，可以准确检测苯丙酮尿症。

二、癌症的诊断

机体中出现一组或多组异常细胞失去细胞周期阻滞机制，从而不受控制地进行细胞增殖和分裂，这就是癌症。癌细胞的出现是因为其核DNA中特定的遗传和表观出现缺陷。此外，某些类型的物理、化学和生物因素也会导致癌细胞的出现。癌细胞的增殖导致肿瘤团块的形成，使机体的稳态失衡，随着癌症的发展，癌细胞会迅速破坏初级组织层的基膜，并通过血管或淋巴管向身体的其他部位发展成为继发性新肿瘤，从而使其无法治疗。传统用于癌症诊断的技术，如磁共振成像、癌症蛋白分析、超声、放射性核素成像、荧光和磁活化细胞分选等，取决于检测人员的熟练程度和评估经验，因此缺乏特异性和敏感性。利用纳米纤维网生物传感器来确定癌变或异常细胞的特征将是早期发现癌症的一种可行方法。与传统癌症诊断技术相比，纳米生物传感器有很多优势，特别是诊断速度快、灵敏度高和小型化等。基于特异性生物标志物来识别异质性癌症类型将是检测癌症类型的一种有效且特异性的方法。癌细胞会过度表达特定种类的蛋白质，这些蛋白质要么出现在癌细胞表面，要么被释放到血液中，因此检测这些蛋白质将有助于癌症的诊断。下面将介绍纳米生物传感器在癌症诊断领域的一些应用。

在癌细胞增殖以及癌症发展的过程中，血管生成起着非常关键的作用，因为实体肿瘤需要血液供应来维持生存和新陈代谢，从而会加快肿瘤附近的血管增殖。在血管增殖过程中，癌细胞会释放出一些血管诱导因子，这些诱导因子能刺激现有血管形成新的血管，这些类型的分子被称为血管生成因子。VEGF是一种潜在的血管生成因子，是很有前途的生物标志物，可以用于不同类型的癌症诊断。为改进传统的VEGF检测技术而开发的二价核酸适配体-铜纳米簇纳米生物传感器，可以用于VEGF的灵敏检测。在VEGF存在的情况下，该纳米结构发生自聚集，并通过发射荧光来定量显示VEGF的水平。

（一）结肠和直肠癌的诊断

人体内结肠和直肠癌的发病与腺瘤性息肉病大肠杆菌基因的突变和失活高度相关。腺瘤性息肉病大肠杆菌基因的突变使得该基因转录产物产生缺陷，从而触发一定的分子信号，使得细胞增殖不受控制。为了高效诊断结肠和直肠癌，研究者设计了一种DNA纳米生物传感器，该传感器具有高灵敏度的荧光特性，可用于确定抑癌基因——腺瘤性息肉病大肠杆菌基因的DNA序列。为了提高纳米生物传感器的灵敏度，把荧光团偶联到金纳米颗粒上，与细胞中的DNA杂交，从而利用荧光水平来确定抑癌基因是否发生突变。

（二）前列腺癌的诊断

前列腺癌也是一种致命的疾病，是55～80岁男性死亡的一个重要原因。在大多数前列腺癌中，雄激素受体是恶性肿瘤的主要驱动因子，雄激素受体水平将是诊断前列腺癌的一个重要指标。机体内雄激素受体水平过高会引起该受体的调控基因和转录因子的重新排列，这种重排会抑制细胞的晚期分化，并促进侵入性癌症的产生和转移以及传播副产物。目前男性前列腺癌的发病率过高，因此急需新型纳米传感器来对前列腺特异性抗原等新的生物标记物进行一定的监测，达到精确诊断前列腺癌的目的。近期设计的基于电化学的高灵敏度纳米生物传感器，利用纳米材料合成蛋白受体来模拟针对前列腺特异性抗原的特异性抗体，该蛋白受体具有强特异性和亲和力，因而能准确测定人体内的前列腺特异性抗原水平。

（三）肺癌的诊断

肺癌对人类健康和生活质量也有重大影响。全世界有超过176万人患有肺癌，肺癌占所有癌症死亡人数的近25%。肺癌可以攻击身体的任何器官，尤其是肾上腺、肝脏、大脑和骨骼。研究表明，90%～95%的肺癌是由上皮细胞内壁突变引起的。因此，支气管癌常被称为肺癌。在肿瘤诊断方面，侵入性方法如痰细胞学、支气管镜和针活检在早期诊断中存在困难。因此，开发可靠的、响应性强的基于纳米粒子的传感器是准确检测肺癌生物标志物的迫切需求。细胞角蛋白片段抗原21-1被用作非小细胞肺癌诊断的一个强有力的生物标志物。最新设计的一种无标记的电化学免疫传感器，可以更加精确地检测血清中的该种肿瘤标志物。他们利用石墨烯和经过修饰的金纳米颗粒，提高玻璃碳电极表面免疫传感器的电导率。通过壳聚糖、戊二醛和抗细胞角蛋白片段抗原21-1交联，捕获抗细胞角蛋白片段抗原21-1并添加到玻璃碳电极中，实现高精确度检测细胞角蛋白片段抗原21-1的目的。

### 三、神经系统疾病的诊断

神经系统疾病是指所有由于大脑或神经系统障碍所引起的身体或心理上的疾病。据不完全统计，神经系统疾病已成为全球第二大致死性疾病，其中中低收入国家发病率较高。临床上对大多数神经系统疾病没有明确的诊断标准，一般是根据磁共振成像、心电图和脑电图的结果配合患者病史以及多种神经检查来对疾病做出诊断。传统上对神经系统疾病的生化研究主要采用免疫吸附测定、酶测定以及反转录病毒检测等方法，但这些方法存在精度低、自动化程度低等局限性。因此，需要发展新型纳米生物传感器来达到精确、快速诊断神经系统疾病的目的。下面简要介绍纳米生物传感器在诊断一些典型神经系统疾病上的应用。

(一) 阿尔兹海默症的诊断

一般来说，大多数神经系统疾病可以通过测量酶活性或者基因组因子来做出诊断，例如阿尔兹海默症是一种可导致脑死亡的严重神经性疾病，这种疾病的发生与一种淀粉样β-蛋白的积累密切相关，这种蛋白不可溶，可以在脑组织中形成斑块，并相互缠结成淀粉样块体，阻断神经连接，从而逐步破坏神经元。神经元破坏的增加会导致大脑内某些区域的萎缩。在病程早期，损伤倾向于发生在海马和内嗅皮层；在病程晚期，损伤变得广泛，脑组织显著减少。如果在病程早期可以及时确诊，患者的治愈率将会增加。因而需要发展纳米生物传感器以实现疾病的早期诊断。利用半胱氨酸残基硫醇基团与具有高度特异性的肽序列结合，可以将该序列偶联到金纳米微多孔结构的表面，制备成一种基于特异性肽基的电化学生物传感器。这种生物传感器对淀粉样蛋白有很强的亲和力，此外，该生物传感器利用亚铁氰化物或铁氰化物氧化还原β-蛋白以定量确定临床样本中的β-蛋白浓度，从而实现对阿尔兹海默症的准确诊断。

(二) 帕金森病的诊断

帕金森病也是一种神经退行性疾病，在发病期伴有自主运动障碍、运动迟缓、震颤、僵直和姿势不稳定等症状，在病程中期之后患者会出现幻觉和抑郁等症状。黑质致密部的多巴胺能神经元的丢失以及路易小体内错误折叠的α-突触核蛋白的沉积是帕金森病发病的主要标志。当患者发病时，大部分多巴胺能神经元已经在黑质致密部中丢失，神经退行性变已扩展到中枢神经系统的其他区域。目前可用的治疗方法可以有效地控制患者的运动症状，但神经退行性变的发展、疾病的发展和日益严重的损伤在病程后期无法治疗。帕金森病患者对多巴胺能药物治疗反应的差异性、临床异质性以及症状的重叠使得该病的诊断方法变得非常关键。为了改进诊断方法，需要针对特定生物标志物设计高效检测的纳米生物传感器。帕金森病的生物标志物主要包括α-突触核蛋白以及一种聚集在患者路易小体内的肽。最近发明的一种电化学纳米生物传感器，用于测定脑脊液中α-突触核蛋白的含量，这种纳米生物传感器具有更强的重现性和贮存稳定性。

四、新生儿疾病的诊断

新生儿疾病主要指的是新生儿身体、器官的退化以及异常活动的出现。在对新生儿疾病治疗的过程中，对这些疾病的早期诊断对提高婴儿生存率起着至关重要的作用，纳米生物传感器的发展对这些疾病的诊断有着重要的意义。下面简要介绍纳米生物传感器在一些常见新生儿疾病诊断中的应用。

（一）新生儿缺铁性贫血的诊断

在新生儿阶段，饮食对生命健康有着重大影响。食物中的微量元素有助于新生儿大脑的发育以及免疫系统的健全。人体内缺少铁元素会导致体内红细胞严重不足，如果得不到及时的诊断和治疗，就会诱发缺铁性贫血。缺铁性贫血会损害新生儿身体发育和行为发展。然而在新生儿阶段，往往无法在临床上对缺铁性贫血病做出诊断，因此，开发一种能在婴儿阶段准确诊断缺铁性贫血的纳米生物传感器是当务之急。为了解决这一问题，研究人员基于石墨烯基场效应开发了一种晶体管生物纳米传感器，并将其与人体抗铁蛋白抗体相结合，以检测人体血清中的铁蛋白含量，开创了晶体管纳米生物传感器在铁蛋白检测方面的先河。

（二）新生儿游离胆红素的检测

胆红素是一种含四吡啶的致病性黄色色素，是正常红细胞分解的副产物。游离胆红素具有血浆毒性，可导致肝脏或胆道疾病。此外，由于血液中游离胆红素浓度较高，可导致持续性脑损伤或死亡。如果不及时治疗，高浓度的胆红素会导致黄疸，血清中游离的胆红素浓度过高也会导致人体脑损伤和听力损失，在极端情况下会导致死亡。对于新生儿，出生后第一周内游离的胆红素水平一旦超过限定值就会危害健康，甚至危及生命。因此，开发一种纳米传感器实现对游离胆红素的准确测定具有重要的临床意义。新型的电化学纳米生物传感器使用多壁碳纳米材料和石墨烯功能化丝网印刷碳电极结合，在 $0.278\sim0.322\ \mu mol/L$ 范围内选择性地测量胆红素，并通过使用离子全氟磺酸膜来抑制常见的干扰生物底物来保证选择性。

# 第四节 »»»
# 纳米材料在疾病治疗方面的应用

纳米材料在生物医学上最重要的应用之一就是疾病治疗，由于技术和材料方面的限制，传统药物以及治疗方法并不能满足疾病治疗的需求。而纳米材料的应用增强了药物的溶解性，缩小了不同个体之间生物利用度的差异，达到了比传统药物更好的治疗效果。因此，纳米材料被广泛应用于疾病治疗的研究中，并逐渐发展形成几种主要治疗方法，其中包括纳米药物载体、光动力治疗、光热治疗以及抗菌治疗等。

## 一、纳米药物载体

"纳米载体"的概念最早由美国物理学家理查德·费曼提出，他设想未来可以在微尺度下制造和控制分子机器，并预言该分子机器会在生物医学领域有着广泛的应用前景。

目前，纳米药物载体的研究已经相当成熟，多种材料被用于纳米载体的构建（表7-2）。按照材料的属性，纳米粒子可以分为金属纳米粒子、无机纳米粒子和有机纳米粒子。无机纳米粒子主要包括金属氧化物（如二氧化钛、氧化锌、氧化铁、二氧化硅等）纳米粒子、半导体（如硒化镉、硫化锌等）纳米粒子、碳纳米粒子（如富勒烯、碳纳米材料、碳纳米角、石墨烯等）。有机纳米粒子的种类繁多，几乎所有合成高分子以及很多天然高分子材料都可以制备成纳米粒子或者纳米胶束，代表性材料包括磷脂和脂质体、聚乳酸及其衍生物、壳聚糖、树状大分子等。

大多数金属和无机纳米粒子具有晶体结构，从而形成多种形状的粒子，包括球形、立方体、四面体、八面体、十面体、二十面体、棱锥体等。此外，金属和无机纳米粒子还可以形成纳米线和纳米管。有机纳米粒子的结构主要包括纳米空心球、树枝状纳米球、多层纳米球、纳米颗粒、纳米纤维、纳米管等。值得一提的是，随着纳米材料研究的进展，人们已经有能力从原子或分子水平设计纳米粒子的结构并对其进行可控组装。

表 7-2　广泛用于纳米载体制作的纳米材料

| 纳米材料 | 典型代表 | 大小/nm | 毒性 | 治疗应用 |
|---|---|---|---|---|
| 磁性纳米颗粒 | 铁以及氧化物 | 5～100 | 低 | 药物输送 |
| 金纳米颗粒 | 氯金酸枸橼酸钠 | 30～1600 | 低 | 药物输送 |
| 树状大分子 | 支化聚合物 | 5～50 | 低 | 基因/药物输送 |
| 聚合物纳米颗粒 | 聚乳酸、聚乙醇酸、聚乳酸-羟基乙酸共聚物以及聚甲基丙烯酸甲酯 | 50～2000 | 低 | 基因/药物输送 |
| 脂质体 | 脂质混合物 | 30～200 | 低 | 基因/药物输送 |
| 碳基纳米粒子 | 碳纳米管 | 100～500 | 高 | 基因/药物输送 |

纳米药物载体在肿瘤的治疗方面有着重要的应用。肿瘤的治疗是一个世界性难题，抗癌治疗中通常会选用具有非选择性的细胞毒性药物，它们会损害健康组织，造成严重的副作用，并导致癌症患者死亡率的增加。此外，由于肿瘤组织对这些药物的生物利用度较低，通常需要更高的剂量，这也导致健康细胞毒性升高，并增加多重耐药性。而且，药物往往易变、降解或分解，从而降低其在体内的疗效。因此，开发能够被动或主动靶向癌细胞以增强这些药物在肿瘤组织中积累的纳米载体是非常必要的。基于

纳米材料的传输系统，为这些问题提供了各种解决方案。例如，减小粒径可以提高药物的溶出率。同时，由于肿瘤组织中存在渗漏的血管和缺乏有效的淋巴引流，纳米材料能够通过增强渗透和滞留效应，优先聚集在肿瘤部位。由于碳纳米基的药物载体尺寸小且可修饰，可以有效地利用肿瘤组织淋巴系统的不足被动靶向所需部位，增强负载材料的特异性，从而提高疗效，降低全身毒性。将药物包裹在这些纳米材料中不仅可以作为药物的保护层，使其免受体内敌对环境的影响，还可以使药物从纳米载体中延长释放。

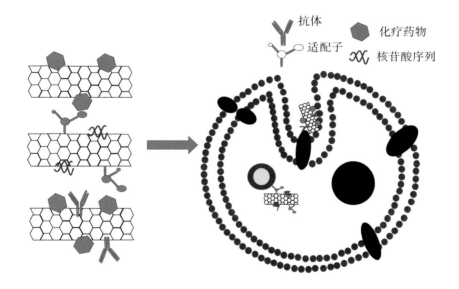

图7-3　纳米载体在肿瘤治疗中作用机制示意图

　　以碳纳米材料为基底制备而成的纳米药物载体具有高负载能力和与各种化学物质和生物分子的结合稳定性、大表面积、小尺寸和高效的细胞内化、靶向性、可控制释放、生物相容性与生物可降解性等优势，是目前用于癌症治疗中包裹和转运各种治疗药物的理想载体。碳纳米材料具有巨大的表面积和高长宽比，能在其表面或内核内以共价或非共价方式表现出特殊的载药能力，例如使用聚乙二醇修饰的功能化碳纳米药物载体给药，可达到约400%的负载质量。使用碳纳米材料为基的纳米药物载体给药的另一个优点就是可以根据体液中的pH值来缓释包裹在其中的药物，这样可以增加特异性和循环时间，以优化药物靶向、减少副作用、保持最佳药物浓度和降低给药频率。一般来说，肿瘤组织附近环境比其他正常细胞环境酸性更强，而碳纳米载体对负载材料的解吸依赖于pH值，在较低pH值下通常会增大释放效率，特别是像阿霉素这样在酸性介质中更容易溶解的药物，氨基的质子化减少了药物和载体的疏水相互作用，这有利于实现抗癌药物对肿瘤部位的被动靶向。借助适当的物理或者化学方法适当地对碳纳米载体进行修饰可以增强这一特性，从而使得药物在生物系统中的爆发性释放最小化并降低全身毒性。例如，运载紫杉醇的单壁碳纳米载体和多壁碳纳米载体，均采用聚乙二醇进行功能化修饰。进入人体之后，紫杉醇从单壁碳纳米材料中释放得更快，这是因为单壁碳纳米载体体积小，表面积增加，从而加快了药物的缓释。

肿瘤细胞的酸性特性和碳纳米药物载体在酸性微环境中释放载药的敏感性使它们能够被动靶向肿瘤部位，从而在肿瘤细胞的靶向治疗中得到广泛应用。在这一方面，通过腙键设计了单壁碳纳米管-阿霉素复合体，并利用肼基苯甲酸将其功能化，研究表明，在与肿瘤细胞内环境相似的pH处释放更快。而在相同条件下，经过肼基苯甲酸修饰的单壁碳纳米管-阿霉素复合体的药物释放量较未经修饰的更多。此外，在所有测试浓度下，经过修饰的单壁碳纳米管-阿霉素复合体表现出更强的细胞毒性，这是因为它进入肿瘤细胞后，内化程度更高。

洛铂是一种水溶性铂化合物，因其潜在的抗肿瘤活性高、无交叉耐药性、低毒副作用等优点，已被证明可以替代顺铂、卡铂等铂类药物治疗癌症。有研究组制备了洛铂-碳纳米材料复合体，利用聚乙二醇将其修饰功能化。这种碳纳米药物载体能够靶向定位肝癌细胞。研究表明洛铂从碳纳米药物复合体中释放的持续性高度依赖细胞内环境的pH，这种络合物能够通过胞状穿透高效抑制肝癌细胞的生长发育。

为了进一步提高碳纳米载体在肿瘤细胞内的局部药物释放效率，可以将其与pH敏感聚合物相结合。在所有可对碳纳米载体进行物理功能修饰的高分子材料中，壳聚糖具有一定的优势，如高生物相容性、肿瘤组织亲和性、化学多功能性和pH响应行为。利用壳聚糖来修饰碳纳米载体，并运载甲氨蝶呤靶向定位人肺癌细胞和人肺成纤维细胞。结果表明药物载体内的甲氨蝶呤能持续释放且其效率高度依赖pH，此外，在杀死癌细胞方面具有高度选择性，而正常细胞的生存能力没有受到测试浓度处理的显著影响。

　　肿瘤组织在机体内会进行快速和不可控的增殖，血液供应不足可导致肿瘤附近微环境缺氧。此时细胞中的缺氧诱导因子可诱导血管生成拟态和转移，因此它是几乎所有实体肿瘤治疗的关键。为了解决这个问题，有研究者利用氧等离子体处理碳纳米药物载体，以提高乳腺癌细胞对紫杉醇的化疗敏感性。他们的研究结果显示，经过氧等离子体修饰的碳纳米载体能够使得紫杉醇大量杀死乳腺癌细胞，比游离态紫杉醇的化疗效果更好，并且能更好地保护正常细胞。

　　以上提到的碳纳米药物载体均是被动靶向定位肿瘤细胞，而目前的研究更多的是主动靶向技术。肿瘤形成过程中伴随着某些受体的过度表达，而主动靶向将纳米药物载体与配体结合，利用配体与这些特异性受体的联系，使得纳米药物载体能够被靶细胞上的特定受体识别，从而将药物直接进入肿瘤细胞中发挥作用。CD44蛋白是一种黏附在细胞表面的特异性受体，在许多癌症中均存在着过度表达的情况，在肿瘤细胞的转移中起着关键的调控作用。透明质酸对肿瘤细胞上过度表达的CD44蛋白有很强的亲和力，因而被广泛用于主动靶向工具。有研究组依据这种特性制备了一种琥珀酸生育酚–透明质酸–多壁碳纳米管载体运载阿霉素，通过靶向定位CD44蛋白来治疗三阴性乳腺癌。这种碳纳米药物复合体能够延长阿霉素的释放时间，比单独的游离态阿霉素更能抑制肿瘤细胞的增殖和诱导肿瘤细胞凋亡。同时，这种复合体具有很好的血液相容性。在另一项研究中，透明质酸–多壁碳纳米管复合体被用来运载吉西他滨，以靶向定位和消灭结肠腺瘤细胞，由于透明质酸受体介导的内吞作用，这种靶向药物复合体对肿瘤细胞的生长有着更强的抑制作用。进一步，他们又利用聚乙二醇修饰透明质酸–多壁碳纳米管复合体，显著增强了该复合体的生物相容性。借助类似的方法，研究人员又合成了氧等离子体修饰的透明质酸–多壁碳纳米管载体，运载卡铂化合物，以靶向定位和消除肺癌细胞，取得了很好的结果。

　　除药物外，蛋白质、多肽和核酸等物质也可通过与碳纳米管结合来传递到肿瘤细胞中，从而治疗癌症。这些物质进入细胞后能刺激蛋白质毒素发生反应以杀死细胞，这在对抗癌细胞时非常有效。据研究，天然蓖麻毒素的效力非常强，以至于一个分子每分钟可以使数千个核糖体失活。但由于其非特异性的极端细胞毒性，其应用十分有限。在这一方面，负载蓖麻毒素的多壁碳纳米管，能有效降低肿瘤细胞的活性，同时减弱了蓖麻毒素对正常细胞的毒性。肿瘤细胞的生长代谢依赖于细胞中糖酵解产生能量。己糖激酶Ⅱ是一种在糖酵解途径中起催化作用的酶，因此，抑制其与线粒体结合可以抑制癌细胞能量代谢，促进细胞凋亡。此外，己糖激酶Ⅱ在癌细胞中会过度表达也使之成为一种有价值的肿瘤治疗靶点。有研究者利用己糖激酶Ⅱ肽与碳纳米管相结合，选择性进入肿瘤细胞中阻断己糖激酶与线粒体的相互作用，从而使得肿瘤细胞凋亡。

人体内正常细胞的基因组发生异常就会发展成各种类型的肿瘤细胞，如凋亡途径的抑制或抑癌基因的失活。因此，基因治疗作为一种调节肿瘤基因表达的治疗技术已显示出巨大的潜力。然而，基因治疗极度依赖无毒且能跨膜进入细胞的核酸载体。碳纳米管可以负载包括核酸在内的治疗性分子进入靶向细胞或者组织，在基因治疗中实现核酸物质的控制释放。尤为独特的是碳纳米管具有的线形结构和形状，其直径与核酸相当，并且十分柔韧，因此，碳纳米管能够影响核酸的构象，引起核酸链的瞬时构象变化，这些有可能会促进基因治疗的效果。将碳纳米管递送核酸物质进入细胞的能力与基因治疗及核酸干扰技术相结合，有望发展出强有力的抗肿瘤治疗技术。

通过单壁碳纳米管结合小干扰RNA分子，能够实现对多种细胞的基因治疗。例如，将缺氧诱导因子的特异性靶向核酸分子与单壁碳纳米管非共价结合，可以显著地抑制细胞中的缺氧诱导因子活性。另外，通过静电相互作用将小干扰RNA分子与带有氨基的多壁碳纳米管相互结合构成复合体，在进入肿瘤细胞后，该复合体能够抑制肿瘤细胞的生长并增加机体的存活率。研究人员认为是由于碳纳米管所携带的小干扰RNA分子激活了荷瘤动物体内的肿瘤细胞凋亡机制，使肿瘤细胞大量坏死，机体的存活率增加。为了提高碳纳米管递送基因的效率，需要利用不同形状的树状大分子来修饰碳纳米管，使其表面带有不同数量的氨基。有研究表明，被树状大分子修饰的碳纳米管能够完全与反义寡核苷酸结合，在15分钟内进入肿瘤细胞内，高效抑制肿瘤细胞的生长。

二、光动力疗法

光动力疗法（Photodynamic Therapy）是一种微创、毒性最小的光疗形式，涉及光和光敏剂这种吸光分子，在精确波长的光照射下，光敏剂会产生活性氧，能引起细胞死亡。在这种方法中，癌细胞局部静脉注射光敏剂后，光敏剂被特定波长的光激活，导致能量传递级联，产生活性氧，促进细胞毒性对恶性细胞的选择性。目前，光动力治疗方法被广泛应用于皮肤、胰腺、乳腺、前列腺和肺部的癌症治疗。研究人员合成了酞菁锌–精胺–碳纳米管复合体，与游离单羧基苯氧酞菁锌和共轭丝氨酸单羧基苯氧酞菁锌相比，锌酞菁–精胺–碳纳米管复合体能有效降低乳腺癌细胞的存活率。经过抗坏血酸修饰的酞菁锌–碳纳米管也被用于乳腺癌的治疗，研究发现抗坏血酸修饰的碳纳米管的偶联可以显著提高酞菁锌的光动力治疗活性，但效果不如丝氨酸。此外，有机改性二氧化硅和介孔二氧化硅纳米材料因其可调谐的尺寸、形状、孔隙度和分散性也被广泛应用于光动力分析。二氧化硅纳米材料成功地封装了水溶性光敏剂。在辐照后，发现封装的光敏剂产生游离氧。在同一组的另一项研究中，在介孔二氧化硅纳米材料中装载了另一种光敏剂——碘苄基焦磷酸。封装的光敏剂在辐照后仍能保持其性质并释放出游离氧。

三、光热疗法

光热疗法（Phototherma Therapy）也被称为等离子体光热疗法，利用光热剂吸收光，材料内的电子从基态跃迁到激发态，再通过非辐射衰变回到基态，这就导致光热剂周围的动能增加和局部环境过热，进而破坏肿瘤组织。

目前，金纳米壳、金纳米颗粒、金纳米棒和金纳米笼是光热疗法中使用的主要纳米结构，金属纳米颗粒已经被有效地用于光热疗法中的局部等离子体吸附。纳米颗粒本身作为药物使用，不需要有机光敏剂。金属纳米颗粒的加入是为了使它们有效地吸收电磁近红外光和红外光，这可以产生局部高温加热。通过将这种类型的纳米材料定位于肿瘤区域，光照射该特定区域可导致细胞立即死亡或坏死。金纳米壳和金纳米棒已经被有效地用于治疗肿瘤。此外，金纳米棒由于其易于合成、体积小、稳定性好、吸收效率好、表面等离子体共振高等特点，近年来在光热治疗领域受到越来越多的关注。氧化石墨烯、还原氧化石墨烯等纳米材料是最近被用作近红外光热试剂的新材料。

### 四、抗菌治疗

细菌、真菌感染目前也是社会普遍关注的问题之一，常规的抗生素会使细菌产生耐药性，治疗效果不理想。而随着纳米科技的发展，纳米材料具有高表面积比以及生物活性等独特性能，逐渐成为抗生素的替代物，纳米抗菌材料应运而生。抗菌纳米材料由具有固有杀菌特性的纳米材料组成，如金属和金属氧化物纳米颗粒、碳纳米管、富勒烯、壳聚糖以及抗菌肽等。表7-3列举了目前在临床上广泛应用的抗菌纳米材料。

由于纳米尺度的小尺寸效应和表面效应，尺寸小于100 nm的纳米材料具有独特的性能，如高的表面体积比、高反应活性等。这些特性导致了独特的抗菌机制（图7-4），包括：活性氧或重金属离子的产生，这是已知的破坏细菌的最主要的机制；纳米粒子可穿透或破坏细胞膜；纳米材料可中断电子传导。

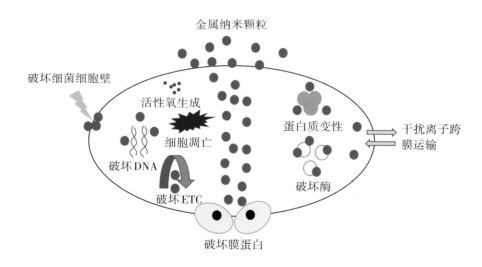

图7-4　金属纳米粒子的抗菌机制示意图

（一）银纳米颗粒

银因其杀菌活性而被广泛应用于医疗器械涂料、水系统消毒剂和伤口敷料的制造等领域。由于最近抗生素耐药细菌的数量增加，银纳米颗粒由于其持久、可调节的抗菌功效和相对容易合成而成为最有前途的抗菌药物。制备银纳米颗粒最常用的方法是在溶液中还原银盐，比如可以通过使用硼氢化钠或联氨还原银离子或者利用一些聚合物，如聚乙烯醇和聚乙二醇，将银离子还原成银纳米颗粒，同时吸附在粒子表面，使其稳定存在于溶液中。虽然银纳米颗粒能够杀死许多细菌菌株，然而，银纳米颗粒的杀菌机制仍在研究中。最近的研究表明，银与硫醇基的相互作用是其抗菌活性的主要机制，银纳米颗粒加快了羟基自由基的形成并抑制蛋白质酶活性，导致细胞膜去极化和DNA损伤。纳米银颗粒还能通过固定和穿透细菌细胞壁来抑制细菌活动。银纳米颗粒的杀菌效果很大程度上取决于浓度以及银颗粒的粒径和形状。例如，Morones等人研究了银纳米颗粒的大小与对革兰氏阴性细菌的杀菌效果之间的关系。结果表明，直径在 $1\sim10$ nm 的银纳米颗粒具有更直接的作用，因此更适合于抗菌应用。另一项研究测试了球形、截短的三角形和杆状银纳米颗粒对大肠杆菌的杀菌效果。结果表明，与球形纳米颗粒和棒状纳米颗粒相比，以晶格平面为基底的截短三角形银纳米板具有最好的抗菌效果。同样值得注意的是，银纳米颗粒可以杀死革兰氏阳性细菌和阴性细菌。但革兰阴性菌对银的敏感性因细胞膜厚度和结构的差异而有所不同。对于生物医学应用，银纳米颗粒的巨大潜力在于它们能够防止生物膜的形成。Roe等人利用大肠杆菌、肠球菌、金黄色葡萄球菌、凝固酶阴性葡萄球菌和白色念珠菌等六种细菌在体外显示了银纳米颗粒的抗菌活性。实验结果显示，在植入10天后，导管上15%的银被洗脱，表明其杀菌机制与银离子的释放有关；其他研究也显示银纳米抗菌材料能抑制葡萄球菌、铜绿假单胞菌以及凝固酶阳性的金黄色葡萄球菌生物膜的形成。

（二）金属氧化物系纳米材料

在金属氧化物系纳米材料中，氧化锌以及氧化钛类的纳米颗粒在抗菌材料的研发和治疗上应用十分广泛。氧化锌在微米尺度和纳米尺度上都具有抗菌活性。氧化锌纳米颗粒由于其在合成方面的多功能性以及对多种哺乳动物细胞相对较低的细胞毒性，已成为一种广泛使用的抗菌剂。常用的合成方法是由锌离子水解形成氧化锌纳米颗粒，其中包括：氯化锌水解后再煅烧沉淀物；在戊-1-醇、二甲基亚砜或 N-N-二甲基甲酰胺中溶解和处理二水合乙酸锌。与银纳米粒子类似，氧化锌纳米粒子对细菌的毒性也很大程度上取决于粒子的浓度和大小，而形状和结晶度对其对细菌的毒性影响不大。最近，在研究 8 nm 和 50～70 nm 大小的氧化锌纳米粒子的抗菌性能时，研究者发现较小颗粒对金黄色葡萄球菌的最低抑菌浓度非常低，而较大颗粒的氧化锌纳米颗粒对金黄色葡萄球菌的最低抑菌浓度为 1200 mg/mL。这表明，即随着氧化锌纳米颗粒粒径的减小，其抑菌活性增加。纳米氧化锌的杀菌机理复杂，尚在研究中。一部分学者认为氧化锌纳米颗粒通过释放锌离子生成过氧化水凝胶以抑制细菌的活性。而其他学者发现，氧化锌纳米颗粒能吸附在革兰氏阳性菌和革兰阴性菌的细胞壁上，导致细胞膜破坏、膜通透性提高和细胞损伤。虽然已经有很多研究针对纳米氧化锌颗粒对悬浮细菌的抑菌作用做了测试，但关于纳米氧化锌对生物膜形成影响的研究却很少。将氧化锌纳米颗粒掺入聚氯乙烯、牙科复合材料或涂在硅片上，并对金黄色葡萄球菌、茸毛链球菌和大肠杆菌的生物膜形成进行测试，结果表明，生物膜的生长速度分别降低了 50%、20% 和 50% 左右。这些结果表明，氧化锌纳米颗粒和复合材料可以用于易于过度细菌感染的医疗设备（如骨科植入物和气管内管）的制备。

氧化钛纳米颗粒也是目前研究最广泛的纳米氧化物抗菌材料之一。早在 20 世纪 80 年代，人们就发现氧化钛材料能杀灭嗜酸杆菌、酿酒酵母和大肠杆菌等细菌。此后又发现氧化钛对病毒和真菌也有灭活效果。氧化钛纳米颗粒最常见的合成路线之一是利用钛醇氧化物（如丁醇钛、异丙氧化物钛）受控水解，然后缩合得到不同尺寸和形状的氧化钛纳米颗粒。二氧化钛对革兰阳性菌和革兰阴性菌均有抑菌活性。然而，由于革兰氏阳性细菌能够形成孢子，氧化钛对它的治疗效果较差。一般认为，氧化钛纳米材料的杀菌机制主要与近紫外和长波紫外线照射下活性氧的产生有关。在辐照时，电子从价带转移到导带，形成电子-空穴对。电子和空穴对与氧化钛表面的水分子反应形成高度活性的羟基自由基，以灭活细菌。然而，最近的研究中，研究者发现氧化钛纳米颗粒在黑暗中也能产生活性氧灭活细菌，这表明了氧化钛纳米材料另一种与紫外线照射无关的抗菌机制，这种机制还有待研究。目前许多研究都集中在纳米氧化钛材料的可见光活化上，比如银与二氧化钛结合对大肠杆菌、金黄色葡萄球菌和蜡样芽孢杆菌的抑菌活性提高；铁、镍、镉等其他金属化合物也能与氧化钛结合，产生协同抗菌作用。同时，氧化钛纳米材料表面有利于成骨细胞的生长。因此，二氧化钛及其复合材料适用于需要抗菌和骨生长的骨科植入物和假体应用。

（三）壳聚糖

壳聚糖也具有一定的抗菌活性，能灭活革兰阳性菌和革兰阴性菌，并且革兰氏阳性菌比革兰氏阴性菌对壳聚糖更敏感。壳聚糖的抗菌活性取决于壳聚糖的种类、聚合度、相对分子质量和溶剂。最常见的合成方法是以三聚磷酸钠作为反离子的离子凝胶化过程合成壳聚糖纳米颗粒。与传统壳聚糖相比，纳米壳聚糖材料具有更强的抗菌活性。壳聚糖纳米颗粒能够抑制细菌细胞膜的形成，并且脱乙酰作用的程度并不影响壳聚糖纳米粒子的抗菌性能。更重要的是，壳聚糖衍生物还可以抑制耐甲氧西林表皮葡萄球菌和耐甲氧西林金黄色葡萄球菌等耐抗生素细菌形成生物膜。这种材料在预防植入物感染和骨髓炎的骨科应用中具有重要意义。

表7-3　目前在临床上广泛应用的纳米抗菌材料以及其抗菌机制

| 纳米材料 | 特性 | 抗菌机制 | 抑制微生物 |
| --- | --- | --- | --- |
| 甲基丙烯酸三元酯共聚物 | 相对分子质量1200～1800 | 由于聚合物的疏水性和阳离子电荷而黏附和进入细菌膜 | 大肠杆菌、金黄色葡萄球菌 |
| 含有刚性酰胺键的聚烯 | 相对分子质量8700～10200 | 由于聚合物的疏水性和阳离子电荷，细菌膜被破坏 | 大肠杆菌、金黄色葡萄球菌以及肺炎克雷伯菌 |
| 氨基酸共轭聚合物 | 相对分子质量17400～20800 | 由于聚合物的疏水性和阳离子电荷而扰乱细菌膜 | 大肠杆菌、金黄色葡萄球菌以及鲍曼不动杆菌 |
| PLNP@PANI-GCS | 粒径293.5 nm | 在酸性环境下改善光热转换性能，从而杀灭细菌 | 大肠杆菌、金黄色葡萄球菌、甲氧西林耐药金黄色葡萄球菌 |

续表7-3

| 纳米材料 | 特性 | 抗菌机制 | 抑制微生物 |
|---|---|---|---|
| pH响应金纳米颗粒 | 粒径14 nm | 在近红外光下产生热量,在酸性环境下细菌黏附的电荷逆转 | 耐甲氧西林金黄色葡萄球菌 |
| 胺基修饰的锌酞菁 | 粒径50 nm | 细菌膜黏附和基于PDT的细菌抑制 | 广谱-内酰胺酶大肠杆菌以及耐甲氧西林金黄色葡萄球菌 |
| 吲哚菁绿载介孔聚多巴胺 | 粒径262.2 nm | 协同PTT和PDT去除生物膜,在近红外光下产生热量 | 金黄色葡萄球菌 |
| 双价铂纳米生物制剂 | 粒径69.7 nm | 协同化疗/光热/光动力疗法对抗革兰阳性菌和革兰阴性菌 | 大肠杆菌以及耐甲氧西林金黄色葡萄球菌 |
| 聚三氯前体药胶束 | 粒径150 nm | 抗生素与阳离子聚合物的协同抗菌作用(细菌膜的黏附和破坏) | 金黄色葡萄球菌以及耐甲氧西林金黄色葡萄球菌 |
| 链霉素联聚脲聚合物药物偶联物 | 相对分子质量5.5 kDa | 抗生素与聚合物的协同抗菌作用;pH诱导的聚合物激活细菌黏附和损伤,以及药物释放 | 大肠杆菌、耐甲氧西林金黄色葡萄球菌以及铜绿假单胞菌 |
| 盐酸环丙沙星双冠囊泡 | 粒径315 nm | 抗生素与聚合物的协同抗菌作用,囊泡辅助生物膜穿透和消融 | 大肠杆菌以及金黄色葡萄球菌 |
| 载利福平的咪唑啉沸石骨架 | 粒径189.7 nm | 紫外光诱导产生酸,促进ZIF降解和药物释放 | 大肠杆菌以及耐甲氧西林金黄色葡萄球菌 |
| 亚胺培南和IR780共负载热响应脂质体 | 粒径63.39 nm | 协同化学-光热疗法,近红外光诱导高温产生,通过热触发相变导致细菌膜损伤和药物释放 | 大肠杆菌、金黄色葡萄球菌以及耐甲氧西林金黄色葡萄球菌 |

| 纳米材料 | 特性 | 抗菌机制 | 抑制微生物 |
|---|---|---|---|
| 负载三氯生的混合壳聚合物胶束 | 粒径80~100 nm | 生物膜穿透,细菌膜结合,脂酶引发抗生素释放 | 金黄色葡萄球菌 |
| 铂空心纳米酶 | 表面积大,折射率高 | 类似过氧化物酶性质对抗革兰阴性菌和革兰阳性菌 | 大肠杆菌以及金黄色葡萄球菌 |

# 第五节 》》》
# 纳米材料在分子成像上的应用

成像技术的发展推动了人们对基本生物过程的理解,促进了对人体组织结构及生理过程的可视化,并将人体的结构和功能联系起来。例如,成像技术能够呈现疾病的路径,有利于疾病的早期识别和诊断,并帮助确定治疗方法。目前有许多成像技术,如磁共振成像、荧光和光声断层成像等。分子成像有两个重要组成部分,即造影剂和成像硬件。它需要高灵敏度和特异性的生物相容性造影剂。成像硬件具有几个因素,如深度穿透、固有灵敏度、时间和空间分辨率、非侵入性检测系统范围和辐射暴露等。高质量造影剂的可用性及其质量对目标分子的定位起着关键作用。纳米材料作为一种新兴的造影剂,由于其稳定性、通用性和高信号强度,逐渐在生物医学领域体现出重要的价值和临床潜力。

## 一、磁共振成像

磁共振成像是一种用于疾病诊断的非侵入性成像技术，它通过核磁共振响应产生图像。磁共振成像与质子密度、横向弛豫时间和纵向弛豫时间有关。这主要是由于样品内部和样品之间质子的弛豫时间存在差异，而质子的弛豫时间是造成磁共振图像对比的主要原因。样本组织的固有弛豫时间依赖于生理环境条件，可用于监测疾病的进程。阳性和阴性磁共振造影剂可以改变样本组织的磁共振对比度，从而缩短横向和纵向弛豫时间。磁共振对比剂改变横向和纵向弛豫时间的这种能力是提高磁共振成像对疾病检测的敏感性和特异性的关键因素。当加载无线电波时，患者体内实际存在的氢原子会重新排列，而不会给组织带来任何化学变化。当氢原子回到它们的典型排列时，会释放一定的能量，这些能量会根据它们来自的身体组织的种类而波动。磁共振扫描仪捕捉并检查这些能量，并根据这些数据对组织进行成像。

纳米粒子独特的电子、光学和磁学特性使其成为新型磁共振造影剂。例如，氧化铁纳米粒子以及半导体量子点等。此外，贵金属纳米颗粒多用于DNA杂交的核磁共振成像。近年来，研究人员制备了多种纳米粒子用于核磁共振成像。比如，二氧化锰纳米颗粒包覆人白蛋白以及氧化铁包覆的明胶纳米颗粒被用作肿瘤核磁共振成像的造影剂。包裹海藻酸盐的纳米颗粒也已被开发为一种对比剂，以提高核磁共振成像检测肝癌的灵敏度。在目前正在进行的一些临床试验中，阿鲁莫糖醇作为一种超级造影剂同时用于核磁共振成像对不同疾病的检测。

表7-4　临床上应用的荧光纳米粒子

| 纳米粒子 | 合成方式 | 尺寸/nm | 应用 |
|---|---|---|---|
| 硒化镉量子点 | 非注入加热 | 8.7 | 单细胞中mRNA的成像和计数 |
| 硫化锌-氧化铁纳米胶束 | 回流法 | 50～70 | 长期细胞成像和血浆蛋白结合研究 |
| 硒化镉-氧化硅复合体 | 光活化 | 30 | HeLa细胞成像 |

续表7-4

| 纳米粒子 | 合成方式 | 尺寸/nm | 应用 |
| --- | --- | --- | --- |
| 介孔氧化硅 | 逐层沉积 | 20 ~ 28 | A549细胞的体外成像和体内实时成像 |
| 共轭硅偶联牛血清白蛋白 | 一锅法 | 8.7 | 巨噬细胞的体外成像 |
| 硅纳米材料 | 一步合成融化 | 5.7 | 神经母细胞瘤细胞成像 |
| 亚甲基蓝载金纳米团簇嵌入黏蛋白纳米材料 | 一步绿色合成 | 139 | HeLa细胞成像 |
| 顺式共轭金纳米材料 | 化学合成 | 145 | HeLa细胞体外成像 |
| 金-荧光甘氨酸共聚体 | 热还原 | 32 | 神经干细胞和大鼠嗜碱性白血病细胞的体外成像 |
| 碳点 | 水浴热法 | 10 | 核仁的单分子成像 |
| 金-碳点 | 微波合成 | 2 | 乳腺癌细胞与正常大鼠成骨细胞体外双荧光成像 |

## 二、CT成像

计算机断层扫描（CT）是一种将一系列平面横截面图像沿轴线构建人体结构三维图像的射线成像技术。一个单独的小型X射线传感器与计算机一起用于生成CT图像，它产生给定样品的二维和三维横截面图像。不同组织吸收的辐射量由传感器测量，不同组织的X射线吸收存在差异，从而通过计算机来得到样本组织的横截面图。CT由于其充足的可用性和相对较低的成本而被广泛应用于癌症筛查。含碘小分子通常作为CT造影剂，但这些造影剂存在各种毒性，半衰期短。纳米材料的出现完美解决了这一问题，通过将金或碘引入纳米颗粒结构，能够增强造影剂的稳定性以及针对肿瘤部位的靶向特异性，并延长造影剂的循环时间。目前，多种纳米材料，如树状大分子、质体、金纳米棒以及镧系氧化物纳米颗粒已经被广泛用于CT成像。对于肝肿瘤、肺肿瘤和淋巴结肿瘤等，聚乙二醇修饰的抗CD4单克隆抗体-树状大分子正被用作体内CT造影剂。此外，针对乳腺癌、前列腺癌和头颈部癌，已开发出包覆钇的金纳米颗粒，作为CT成像显影剂。

### 三、超声成像

超声成像也是这几年分子成像的研究热点之一。超声成像主要是通过微泡及其变化作为对比剂，来具象身体内部的结构，获得生理和解剖图像，从而通过疾病早期细胞和分子的变化来对疾病做出诊断。传统的微泡由内部的气核以及表层的外衣组成，尺寸一般在 $1\sim8\ \mu m$ 左右，不能穿过血管内皮细胞，因而只能局限于血管成像，在肿瘤诊断方面应用较少。而随着纳米科技的发展，多种纳米材料被用作超声成像造影剂，这些纳米造影剂尺寸小，能通过血管内皮细胞进入病灶组织周围，因而广泛应用于多种疾病的分子成像中。目前常用的纳米超声显影剂主要有脂质体、氟化碳纳米颗粒以及纳米微泡显影剂等。通过对超声显影剂进行修饰，使其能与靶细胞表面的受体特异性结合，从而选择性地聚集在病灶组织周围，实现疾病的主动靶向成像。最近，利用牛血清蛋白封装荧光金纳米颗粒制备了双模态造影剂，可以用于肿瘤的超声成像。针对肝癌细胞，利用透明质酸和胆酸修饰纳米颗粒作为显影剂，使其在肝癌细胞附近聚集，从而达到更好的成像效果。在最近的一项研究中，癌抗原125修饰的纳米微泡实现了靶向定位上皮性卵巢癌细胞，得到了很好的诊断结果。

### 四、放射性核素成像

放射性核素成像包括正电子发射断层扫描技术以及单光子发射计算机断层扫描技术，是目前最为成熟的分子成像技术。这两种技术均是通过将放射性药物引入机体组织或器官中，参与机体内的代谢过程，在代谢过程中，放射性核素会通过自然衰变发射 $\gamma$ 射线，从而被 $\gamma$ 射线照相机等显像仪器定量检测并做出诊断。所不同的是，正电子发射断层扫描成像技术主要利用碳、氮、氧或氟等人体组成基本元素作为示踪剂来标记体内生物活性分子，不使用准直器，改而采用复合探测技术，大幅提高了成像的分辨率以及灵敏度。

目前在放射性核素成像中应用较多的纳米材料主要有无机纳米颗粒、树状大分子、纳米胶束、脂质体以及水溶性聚合物纳米颗粒等，在肿瘤组织的诊断中有较好的成像效果。例如，淀粉基氧化铁纳米颗粒作为三模态纳米颗粒用于斑块巨噬细胞的正电子发射断层扫描成像。利用放射性氟元素标记的右旋糖酐包覆氧化铁纳米颗粒常被用于肿瘤的显影剂。有研究表明，用放射性核素标记的放射性脂质体能够特异性清除肿瘤细胞。最近的研究中，研究者利用乙二醇和壳聚糖修饰的纳米颗粒设计了一种双模态分子探针用于放射性核素成像。

五、光学成像

光学成像是成像技术中研究最早、最常用的方法之一。光学成像方法较多，主要有弥散光学成像、多光子成像、活体显微镜成像、近红外线荧光成像以及表面共聚焦成像等。目前以荧光成像和近红外线荧光成像应用较多。光学成像主要利用光波的散射，使光进入机体内形成反射，被生物体外的高灵敏度的光检测仪器探测到，从而实现对人体组织的成像。光学分子成像技术具有灵敏度高、无放射性、结果直观、测量快速并且费用低廉等优点，已广泛应用于生命科学研究领域中。近年来，近红外荧光探针在体内监测肿瘤组织中蛋白酶的表达水平方面得到应用，实现了从分子水平来预测肿瘤侵袭的目标。但光学成像技术的穿透力有限，即使近红外线荧光成像在乳腺的穿透力也只有 10 cm，而在成人脑组织中仅为 4 cm，因而光学成像的临床效果不理想。近几年，有研究者利用肿瘤特异性探针对人体卵巢癌细胞进行荧光定位成像，引导外科医生实施荧光标记肿瘤组织切除术，这明显提高了手术切除范围的精度。

纳米材料的发展拓展了光学成像技术的应用，这与量子点这一具有独特光学性质的纳米材料发展密切相关。量子点的吸收谱很宽，而发射谱很窄，通过调整量子点的组成和大小可以精确控制其光学特性，使发射谱覆盖紫外到近红外区域，有利于构建多模式成像对比剂，更为重要的是，量子点的表面可以进行多种修饰，增加其水溶性、生物相容性，便于与其他成像对比剂和生物分子结合。将量子点包裹在磷脂胶束中，率先将这种纳米粒子应用于动物体内成像，结果显示，与以往使用的其他量子点聚合物涂层相比，这种磷脂胶束在血液中表现出长的循环半衰期和被网状内皮系统缓慢吸收的特性，从而有利于进行体内分子成像。

六、多模态成像

上面几种成像技术均有各自的局限性，比如核磁共振成像磁信号微弱、灵敏度较低；光学成像由于自身荧光和穿透深度差的问题，在体内的应用受到限制。CT虽然提供结构解剖的三维X射线图像，碘化造影剂的使用也能获得更好的软组织成像效果，但CT成像不仅需要大量的造影剂，而且不具有靶向性。目前许多研究学者正在开发多模态成像技术，以克服个别成像模式的限制，并为诊断和治疗提供更精确和更全面的生理和解剖数据。多模态生物医学成像技术的出现，极大地丰富了现有医学成像方式在病理诊断中的应用。有研究组报道了一种氟化Aza-BODIPY造影剂BDPF，它具有近红外荧光、光声和核磁共振三重成像特性。BDPF在近红外区域表现出优异的光物理性能，在734 nm处表现出强的光声吸收。通过引入放射性氟元素，BDPF能够用于放射性核素成像。优异的三模态成像性能和低的细胞毒性进一步促进了体内肿瘤成像和准确诊断。多模态成像提供更精确的空间信息。此外，研究者已经合成了用于成像的智能响应纳米材料，以提高信噪比。设计的小分子支架可以对还原环境做出响应，并进行缩合反应形成聚合物。利用荧光和光声双模态对荧光团标记的缩合支架在转化前后的荧光和光声特性进行了成像，这可以用于体内肿瘤的检测。

## 第六节 》》》
## 纳米材料在其他方面的重要应用

### 一、纳米机器人（Nanorobot）

在过去的几十年里，医学机器人技术的发展为临床医学领域做出了很大的贡献。医疗机器人从根本上将患者信息与物理动作结合起来，显著提高人类执行各种医疗任务的能力，医疗机器人能更好地进行外科干预以及治疗。目前医疗发展仍存在几个关键性问题，如准确和全面地给每位患者的疾病做出诊断，识别潜在的药物可能使患者受益，协助医生制订治疗计划等。对于这些问题，在单分子水平上了解患者个体的病理情况至关重要，因为病变细胞上的特异性生物分子是疾病的重要指标，这些生物分子与药物分子之间的相互作用直接影响药物的疗效。单个生物分子的大小是纳米级的，这就需要利用纳米材料来设计、制造纳米机器人来直接在纳米尺度上操作生物分子，此外，癌症等疾病极其复杂，在分子、细胞器、细胞、组织和器官等不同尺度上均有病理表现，而纳米机器人能够探测多维和多参数的生物特征，以全面表征疾病的病理情况。因此，一系列的纳米机器人已经被开发应用于各种生物医学领域，展示了纳米机器人解决生物医学问题的杰出能力，并大大丰富了医疗机器人的研究。

DNA折叠技术的出现为构建纳米机器人的研究提供了一条新的途径。DNA是一种可编程的材料，DNA分子可以通过序列互补或域杂交的形式组装成特定的形状。DNA折叠技术利用数百个短互补寡核苷酸的程序化组合，将大单链"支架"DNA折叠成由数千个碱基对稳定的精确二维和三维形状。DNA折叠技术允许自底向上的离散物体自组装，具有亚纳米级的尺寸特征。随着DNA折叠技术的应用，功能静态纳米结构和动态纳米器件已经被构建并得到了广泛的应用。

2010年，研究者展示了一种DNA步行器，这个DNA纳米机器人由一个链亲和素分子作为身体，三个脱氧核酶作为腿，他们论证了基于DNA技术实现机器人程序化行为的可行性。2018年，Kopperger等人利用DNA折叠技术，通过电场开发了一种自组装的纳米级机械臂。该系统的致动器单元由一个55 nm×55 nm的DNA折叠结构和一个集成的25 nm长的手臂组成，在其上的电驱动分子或纳米粒子能够传输超过几十纳米的距离。实验结果表明，机器人的运动速度明显快于之前报道的DNA运动系统，可与腺苷三磷酸酶驱动的生物杂交系统相媲美。研究结果还表明，DNA纳米机器人可以在特定位置插入二维DNA晶体衬底，并对负载物进行分类。这些结果显著地展示了DNA折叠技术在纳米机器人操作中的巨大潜力。此外，DNA折叠技术最近被用于制造纳米级机械力产生、传递和传感的DNA设备，例如使用纳米力钳来探测分子力，并绘制整合素牵引力在活细胞上的三维方向。这将有助于探索分子和细胞行为所涉及的分子力，揭示引导生命活动的潜在机制，并显示出DNA纳米机器人在解决生命科学基础问题方面的潜力。

在过去的十年中，DNA纳米机器人在药物递送等生物医学领域取得了重要进展。DNA纳米机器人的微结构中有能容纳有效负载分子（如与特定抗原结合的抗体片段）的空腔，可以根据表面分子的反应释放或包裹药物。目前已经通过实验证明了DNA纳米机器人系统在将药物特异性输送到肿瘤而不伤害健康组织方面的治疗潜力，这对智能癌症治疗具有重要的意义。2012年，Douglas等人制备了一种自主DNA纳米机器人，它能够将分子有效载荷运输到细胞，感知细胞的表面输入信号以触发激活，并重新配置其结构以实现有效荷载传递。这个六角形管状的纳米机器人是基于DNA折叠技术制造的。该桶状结构域由两个结构域组成，它们在后部通过支架铰链共价连接，并可以通过在前部基于DNA适配体进行非共价连接。这里DNA适配体充当机器人的开关，当适配体识别细胞上的目标分子时，锁定解离，纳米机器人进行重新配置，暴露出之前被掩盖的表面，从而将封装在纳米机器人中的药物传递到细胞中。该研究展示了纳米机器人在体外向癌细胞输送药物的原理。2018年，DNA纳米机器人的体内生物医学应用首次被报道，这些机器人是基于具有多种功能元件的自组装DNA折叠纳米管开发的。将凝血酶分子装入纳米机器人体内，纳米机器人可以保护凝血酶，直到与肿瘤血管标记物核仁素特异性结合后释放凝血酶，这允许凝血酶特异性递送到肿瘤部位，最大限度地减少凝血酶在健康组织中的副作用。动物实验表明，静脉注射DNA纳米机器人可将凝血酶特异性递送到肿瘤相关血管部位，并诱导血管内血栓形成，导致肿瘤坏死和抑制肿瘤生长。此外，纳米机器人在动物模型中被证明是安全的和免疫惰性的。同样在2018年，另一团队进行的活体研究证明，DNA纳米机器人可以优先积聚在发生横纹肌溶解诱导的急性肾损伤的小鼠的肾脏中，以修复肾小管上皮细胞。这表明DNA纳米机器人可以成为治疗肾脏疾病的药物来源。这些研究结果表明，DNA纳米机器人技术为生物医学中的体内药物传递和疾病治疗带来了新的可能性。

总之，纳米机器人系统及其生物医学应用的发展为连接生物医学和机器人技术提供了新的可能性，这将对即将到来的生物医学和人工智能融合时代产生重大影响。值得注意的是，纳米机器人在生物医学方面的应用仍处于初级阶段，还有很大的发展空间，这需要多学科学者的共同努力。

二、纳米组织工程支架

再生医学已成为当今医学研究的热点之一，为人体组织缺损的修复提供了新的途径。纳米材料由于其优异的物理、化学性能，近年来在再生医学中的应用逐渐得到发展，引起了人们广泛的研究兴趣。特别是石墨烯以及金属类化合物被应用于组织工程的各个方面，以替代或修复组织。下面我们将基于纳米材料的水凝胶、纳米片或支架简要介绍纳米材料在修复皮肤、骨骼和软骨组织方面的应用。

皮肤是人体最大的器官。它就像一道屏障，将身体与外界环境隔离开来。由急性创伤、烧伤和溃疡引起的皮肤缺损是临床上常见的问题。近年来，采用不同类型的纳米材料进行皮肤组织的修复也成了热点，尤其以石墨烯类的纳米材料的应用最为广泛。氧化石墨烯是石墨烯的氧化形式。其特点是表面官能团丰富，催化活性高。氧化石墨烯与银、二氧化钛以及硫化铜等纳米颗粒协同治疗在控制细菌感染方面表现出较好的治疗效果。基于氧化石墨烯和硫化铜的妥布霉素纳米药物载体通过光热效应能有效地消除细菌生物膜。除了协同抗菌作用外，载药石墨烯纳米片还能实现药物的可控释放，从而促进细胞的伸展、扩散、分化和生长行为。有研究组成功地合成了一种聚乙烯亚胺改性还原氧化石墨烯光热凝胶用于伤口再生。而在其他研究中，多巴胺修饰的石墨烯交联形成水凝胶和支架，多巴胺中的酚羟基清除过量活性氧来调节炎症反应，从而达到修复皮肤组织的功能。

目前自体骨移植和异体骨移植广泛应用于骨修复治疗中。自体骨移植成功率最高，但会对供骨区造成损伤，给患者带来新的痛苦。相比之下，异体骨易于获得，但在生物安全性方面存在免疫排斥的潜在风险。因此，人造材料如金属、陶瓷和聚合物越来越多地用作临床的骨修复材料。然而，由于金属过于坚硬，往往会对骨造成应力刺激，导致骨吸收和修复失败。与金属相比，陶瓷具有更好的抗腐蚀和生物相容性，但在体内易碎。合成聚合物的模量与人骨相似，但可能会产生残留的有毒单体和有害的磨损碎片。

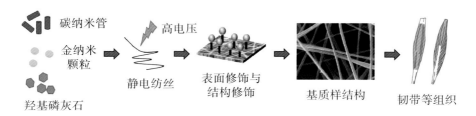

图 7-5 静电纺丝纳米材料在骨组织修复工程中的应用

纳米材料能克服上述人工材料的局限性，并具有良好的生物相容性、理化性能和骨诱导性能，被广泛应用于骨组织再生工程中。研究人员通过酰胺反应制备了氧化石墨烯和羧甲基壳聚糖冻干支架。这种支架在体内可有效修复大鼠颅骨缺损，同时具有很强的力学性能、良好的生物相容性和良好的成骨性。此外，将硅酸三钙颗粒与氧化石墨烯纳米片通过共沉淀法制造出一种新型骨水泥。这种复合材料既具有硅酸三钙的生物活性，又具有氧化石墨烯的光热性能，在骨肿瘤治疗和骨缺损修复方面具有巨大的潜力。石墨烯的另一种衍生物——还原氧化石墨烯，最近也被用于骨组织修复。还原氧化石墨烯和纳米羟基磷灰石组成的自组装三维多孔支架，实验证明使用它是一种很有前途的骨修复解决方案。由甲基丙烯酸海藻酸盐和聚丙烯酰胺组成的纳米工程水凝胶也在骨组织修复中得到应用，这种纳米复合材料能促进人骨髓基质细胞向成骨细胞样细胞的成骨转化，加快了成骨过程。

磷是人体骨骼和牙齿的主要组成元素之一。黑磷具有良好的生物降解性和生物相容性，其降解产物如磷酸盐在新骨形成中起重要作用。因此，黑磷是在体内修复和再生骨组织的一种有潜力的生物材料。由甲基丙烯酸海藻酸盐和聚丙烯酰胺组成的纳米工程水凝胶在体外能促进矿化。基于黑磷的纳米复合材料通过促进人骨髓基质细胞向成骨细胞样细胞的成骨转化，加快了成骨过程。混合水凝胶中培养的成骨前细胞成骨基因表达明显增加。黑磷能促进磷酸钙复合物的形成，模拟生物矿化，加快细胞增殖和骨再生。用于骨肉瘤治疗的黑磷增强 3D 打印生物玻璃支架，利用黑磷纳米材料的光热效应，可以使骨肉瘤被有效地消除而不复发，此外，黑磷能与钙离子结合形成新的磷酸钙纳米颗粒并释放磷酸根离子促进生物矿化和成骨。ROS的产生增加了抗炎细胞因子并抑制了促炎介质，这表明黑磷是一种很有前景的骨肉瘤治疗材料。黑磷具有光响应性，在近红外光照射下会释放磷酸盐。通过光交联明胶甲基丙烯酰胺、黑磷纳米颗粒和精氨酸基不饱和聚酯酰胺，可以设计一种水凝胶平台，在光辐射下释放大量的磷酸根离子，捕获钙离子矿化并形成新骨。

软骨是由少量软骨细胞和构成细胞外基质的胶原纤维、蛋白多糖和弹性蛋白纤维组成的。成人体内成熟的透明软骨没有血管和神经，所以受损后再生和自我修复的能力有限。因此，目前许多研究正在探索利用纳米材料修复软骨损伤的方法。利用氧化石墨烯和聚乙二醇–聚氨酸共聚物的热敏水凝胶开发了多维杂化体系，氧化石墨烯的二维表面可以促进干细胞黏附，有效降低摩擦，改善软骨修复生物材料的润滑性能。聚乙二醇具有良好的亲水性和生物相容性，能促进软骨形成和再生。研究人员制备了一种基于二硫化钼的纳米给药系统。他们将地塞米松装入经过硫酸软骨素修饰的二硫化钼纳米片，并将其注射到关节腔中。近红外光照射下，二硫化钼的光热效应刺激地塞米松的释放并延长地塞米松的释放时间，这对减少炎症因子分泌引起的软骨侵蚀有较好的治疗效果。氮化硼纳米片具有优异的热性能和力学性能。利用羟基化氮化硼纳米片与聚乙烯醇水凝胶相互作用制备了一种纳米复合材料。聚乙烯醇链与氮化硼的羟基之间发生氢键作用，显著提高了抗压强度、抗拉强度、热扩散率和导电性。

如前所述，氧化石墨烯具有调节细胞行为的能力。氧化石墨烯可促进神经干细胞的生长和髓鞘形成，并诱导神经细胞分化和神经突起生长。此外，有研究人员证明石墨烯基质促进人类神经干细胞向神经元分化，并且还发现氧化石墨烯修饰的复合支架具有与自体移植术相似的愈合能力，它成功修复了10 mm的坐骨神经缺损。另一项研究发现，氧化石墨烯在坐骨神经再生中具有促进血管生成能力。聚吡咯复合氧化石墨烯具有较高的导电性。体内研究表明，氧化石墨烯–聚吡咯–聚乳酸可成功修复大鼠坐骨神经缺损且腓肠肌神经再支配和神经传导较好。因此，导电生物材料与纳米纤维的协同作用为神经修复和再生提供了一种有效的方法。

表7-5　骨组织工程常见的纳米材料支架

| 纳米材料 | 优势 | 劣势 | 生物效应 | 实例 |
|---|---|---|---|---|
| 金属及其衍生物 | 优良的机械强度、刚度以及生物相容性 | 非生物降解性 | 促进增殖、成骨分化以及骨折愈合 | 钛、氧化钛以及金纳米粒子 |
| 生物陶瓷 | 生物活性、可吸收性，骨诱导活性好 | 灵活性、脆性低，机械强度弱 | 促进成骨细胞增殖分化，促进新骨形成和快速吸收 | 纳米羟基磷灰石、支链磷酸 |
| 碳纳米管 | 优良的机械性能，细胞毒性低，质量轻 | 低化学稳定性，非生物降解性 | 促进成骨分化和矿化基质的形成 | 碳纳米管和石墨烯 |
| 聚合物 | 良好的生物降解性，易修饰加工 | 机械性能差，骨导率不足 | 促进成骨分化、新骨形成以及胶原沉积 | 胶原蛋白、壳聚糖、聚己内酯、聚乳酸-羟基乙酸共聚物 |

　　纳米材料由于其独特的物理、化学性质，可以应用于组织工程的各个领域。大量的研究表明，纳米材料具有促进伤口愈合时的抗菌活性，加快骨构建和软骨修复中的成骨，并增加血脑屏障的通透性，以治疗脑疾病。此外，纳米材料是优秀的载体，可以很容易地修饰和装载干细胞和药物，形成纳米平台，对各种损伤进行协同治疗。与传统的敷料或支架相比，纳米材料具有高效的组织修复能力和良好的生物相容性，具有更广阔的临床应用前景。

　　纳米材料在生物医学领域扮演着成像探针、治疗药物或活性生物材料到预期靶点的潜在载体和传递剂等角色。为了正确应用这些纳米材料，我们需要解决一些关键的问题，即纳米材料的生物相容性、毒性问题、靶向疗效以及它们在生理和生物环境中的长期稳定性，同时，对于所需的应用，选择合适的纳米材料也是至关重要的。此外，如何开发安全、可靠、高效、低毒的纳米材料并转化为临床应用，需要现代生物医学技术、理化技术和精密制造技术的跨学科研究。与其他前沿研究领域一样，纳米医学也充满了机遇和挑战。但我们相信，在不久的将来，随着其在医学中的应用以及体内稳定性和生物安全问题的解决的深入研究，纳米材料将为医学革新带来巨大的推动力。

**思考题：**

1.纳米材料的毒性主要分哪几种？

2.常见的二维纳米材料有哪些？

3.简要讨论一下碳纳米管的制备机理，并说明其作为药物载体的结构特点。

4.请论述纳米材料制成的对比剂与传统对比剂相比有哪些优缺点。

5.针对金属纳米粒子制成的抗菌材料，有什么方法可以降低其细胞毒性，从而达到安全使用的目的？

6.简要概述纳米组织工程支架技术常用的纳米材料。

# 参考文献

[1]赵建华，廖维宏，刘鹏，等.消旋聚乳酸/羟基磷灰石/脱钙骨基质人工骨修复兔桡骨大段骨缺损的实验研究[J].第三军医大学学报，2003，25（21）：1943-1946.

[2]范圣男，杨振国.材料科学导论[M].上海：教育教学论坛，2017.

[3]于成，赵卫生，贾伟.生物医用复合材料的研究进展[J].玻璃钢复合材料，2012（2）：78-81.

[4]胡赓祥，蔡珣，戎咏华.材料科学基础[M].上海：上海交通大学出版社，2010.

[5]王正梅，樊曙先，谢学俭，等.骨折内固定器材料的研究进展[J].南通大学学报（医学版），2005，25（30）：229-230+232.

[6]王庆瑞，陈雪英，何春菊.高分子膜材料及人工脏器[J].膜科学与技术，2003，23（4）：151-155.

[7]刘鑫，齐磊，左明星，等.天然生物材料在组织工程和再生医学中的应用[J].医疗卫生装备，2019，40（3）：98-103.

[8]位晓娟，顾其胜，王庆生，等.医用海藻酸基衍生材料的研究进展[J].中国修复重建外科杂志，2015，29（4）：508-512.

[9]王亚男.材料科学基础教程[M].北京：冶金工业出版社，2011.

[10]陈康华，包崇玺，刘红卫.金属/陶瓷润湿性研究的综述[J].材料导报，1997（2）：1-5.

[11]储九荣，张晓辉，徐传骧.导热高分子材料的研究与应用[J].高分子材料科学与工程，2000（4）：17-21.

[12]范秋涛，翁榕，陈晓慧.金属磨损试验及测量方法[J].环境技术，2015，33（1）：48-51.

[13]范燕，徐昕荣，石志峰，等.生物医用金属材料表面改性的研究进展[J].材料导报，2020，34（S2）：1327-1329.

[14]甘国友，严继康，孙加林，等.压电复合材料的现状与展望[J].功能材料，2000（5）：456-459+463.

[15]高晓天，石红，滕越.颜色测量和中文命名[J].上海计量测试，2016，43（2）：16-19+22.

[16]龚蕾，肖虹.不同口腔修复材料摩擦性能的比较及影响因素[J].中国组织工程研究与临床康复，2010，14（29）：5423-5426.

[17]何超，陈文革.压电材料的制备应用及其研究现状[J].功能材料，2010，41（S1）：11-13+19.

[18]雷明凯.生物医用金属材料的腐蚀[J].生物医学工程学杂志，2001（4）：624-628+637.

[19]李菊，宫本奎，孙全胜.金属/陶瓷的润湿性[J].山东冶金，2007（6）：6-9.

[20]李侃社，琪.导热高分子材料研究进展[J].功能材料，2002（2）：136-141+144.

[21]李小兵，刘莹.材料表面润湿性的控制与制备技术[J].材料工程，2008（04）：74-80.

[22]凌华.对标准色度学系统颜色空间的理解[J].包装工程，2003（2）：13-14+16.

[23]孙庆龙.金属线胀系数的测定[J].大学物理实验，2012，25（2）：26-27.

[24]王光昶.医学物理学[M].北京：清华大学出版社，2011.

[25]王进美，田欣露，张彬，等.抗蛋白质非特异性吸附材料及其在生物医学领域中的应用[J].高分子通报，2016（6）：1-14.

[26]王泾文.高温形变热处理及其应用[J].安徽机电学院学报，2000（1）：1-9.

[27]徐芙姗，徐海松，王勇.孟塞尔色序系统与CIE1931标准色度系统

转换新算法[J].光子学报，2007（4）：650-654.

[28]于良，于祝明.高分子材料老化机理与防治措施分析[J].化工管理，2021（18）：100-101.

[29]张东姣，陈新民.全瓷修复材料的老化性研究[J].生物医学工程学杂志，2011，28（5）：1048-1051.

[30]赵振国.接触角及其在表面化学研究中的应用[J].化学研究与应用，2000（4）：370-374.

[31]周逸，林鸿，冯晓娟，等.石墨烯及其复合材料导热系数测量的研究进展[J].计量学报，2020，41（2）：159-169.

[32]朱正芳，汤顺青.色度学及其进展[J].物理，1996（6）：342-347.

[33]朱群.镍与人体健康[J].环境保护，1991（8）：21.

[34]王俊鸿.骨科植入物的抗腐蚀性能[J].中国组织工程研究，2012，16（9）：1676-1679.

[35]张文毓.生物医用金属材料研究现状与应用进展[J].金属世界，2020（1）：21-27.

[36]武秋池，纪箴，贾成厂，等.钛及钛合金人体植入材料研究进展[J].粉末冶金技术，2019，37（3）：225-232.

[37]冈本笃树等.金属材料科学与工程基础[M].孟昭，译.北京：冶金工业出版社，2017.

[38] Davis J R.金属手册[M].金锡志，译.北京：机械工业出版社，2011.

[39]师昌绪，李恒德，周廉，等. 材料科学与工程手册[M].北京：北京化学工业出版社，2004.

[40]范文娟.金属钛在碱性溶液中的腐蚀电化学研究[D].济宁：曲阜师范大学，2009.

[41]胡怡娟，毕衍泽，何东磊，等.可生物降解镁及镁合金表面改性研究进展[J].表面技术，2019，48（9）：11-19.

[42]李启全，祁珊，王世栋.NiTi形状记忆合金超弹性的研究现状[J].上海有色金属，2003（4）：170-174.

[43]王迎军.生物医用陶瓷材料[M].广州：华南理工大学出版社，2010.

[44]徐晓宙.生物材料学[M].北京：科学出版社，2006.

[45]陈敏翼.聚合物转化陶瓷3D打印技术研究进展[J].陶瓷学报，2020，41（2）：150-156.

[46]李客楼，李宗安，朱莉娅，等.3D打印技术在医疗领域的应用进展[J].机械设计与制造工程，2016，45（9）：11-16.

[47]任子龙，周晨，王忠山.3D打印技术在口腔材料领域的研究进展[J].中国实用口腔科杂志，2020，13（9）：564-569.

[48]喻小鹏，吴成铁.3D打印生物陶瓷功能改进的研究进展[J].硅酸盐学报，2021，49（5）：1-15.

[49]张晨，刘津瑞，梁虹.浅谈3D打印生物陶瓷材料的发展趋势[J].黑河学院学报，2020，11（12）：181-183.

[50]张文毓.生物陶瓷材料的研究与应用[J].陶瓷，2019，8（6）：22-27.

[51]吴民行，谢玉芬，翟智皓，等.生物活性玻璃的制备与应用研究进展[J].人工晶体学报，2019，48（1）：137-143+148.

[52]李清松.羟基磷灰石生物陶瓷材料发展与应用[J].当代化工研究，2016（3）：85-86.

[53]崔福斋，郭牧遥.生物陶瓷材料的应用及其发展前景[J].药物分析杂志，2010，30（7）：1343-1347.

[54]高昊辰，吴鉴今，曹志中.磷酸钙骨水泥生物学特性及在口腔学应用中的研究进展[J].医学研究生学报，2015，28（8）：880-884.

[55]杨时巧.医用高分子材料的研究进展[J].科学技术创新，2018（22）：179-180.

[56]王景昌，陈瑞，阜金秋，等，詹世平.生物医用高分子材料合成与改性的研究进展[J].塑料，2021，50（3）：83-87+92.

[57]李东平.生物医用高分子材料的制备及应用[J].云南化工，2021，48（6）：76-78.

[58]王心怡.高分子生物组织工程支架材料的研究进展[J].当代化工研究，2017（7）：90-91.

[59]阎锡蕴.纳米材料新特性及生物医学应用[M].北京：科学出版社，

2014.

[60]沈家骢. 纳米生物医用材料[J]. 中国医学科学院学报，2006，28（4）：472-474.

[61]DAHMAN Y. Biomaterials Science and Technology：Fundamentals and Developments[M]. Los Angeles：CRC Press，2019.

[62]WANG M，HAN Q. Preparation Method of Silk Fibroin and Its Application in Field of Biomedical Materials[J]. Chinese Journal of Medical Instrumentation，2021，45：301-304.

[63]Yuan Z，He Y，Lin C，et al. Antibacterial surface design of biomedical titanium materials for orthopedic applications[J]. Journal of Materials Science and Technology，2021，78（Suppl. 2）：51-67.

[64]WAIGH T A. Structural Biomaterials[M]. New Jersey：John Wiley & Sons，Ltd.，2014.

[65]LIN C C，ANSETH K S. The Biodegradation of Biodegradable Polymeric Biomaterials[M]. Amsterdam：Elsevier Inc.，2013.

[66]CHAN K H，ZHUO S，NI M J O C. Natural and synthetic peptide-based biomaterials for bone tissue engineering[J]. Tissue Engineering，2013，1(1)：6.

[67]THOUAS，GEORGE A，CHEN，et al. Metallic implant biomaterials[J]. Materials Science & Engineering，R. Reports：A Review Journal，2015，87：1-57

[68]CHEN Q，ZHU C，THOUAS G A J P I B. Progress and challenges in biomaterials used for bone tissue engineering：bioactive glasses and elastomeric composites[J]. Progress in Biomaterials，2012，1（1）：2

[69] BREME J，BIEHL V . Metallic Biomaterials[J]. New York：Springer，1998.

[70]AZUMA M，OKA K，NABETANI K. Negative thermal expansion induced by intermetallic charge transfer[J]. Sci. Technol. Adv. Mater，2015，16（3）：34904.

[71]CRUZ C，CIACH A. Phase Transitions and Electrochemical Properties

of Ionic Liquids and Ionic Liquid–Solvent Mixtures[J]. Molecules，2021，26（12），3668.

[72]HASSANI KATEHSARI V，NIEDERMEIER W. Solubility of dental core build–up materials in electric fields[J]. J Dent Sci.，2019，14（4）：346–351.

[73]HUSSEIN M，MOHAMMED A，AL–AQEELI N. Wear Characteristics of Metallic Biomaterials：A Review[J]. Materials，2015，8（5）：2749–2768.

[74]RATNER B D. The Nature of Matter and Materials，Biomaterials Science[M]. Salt Lake：Academic Press，2013.

[75]WENTRUP C. Orsted and Bunsen：Voltaic Batteries，Electric Arcs，Electromagnetism，and Electrolysis[J]. Angew Chem. Int. Ed. Engl.，2020，59（43）：18850–18857.

[76]KOPROWSKI R. Book review of "The Biomedical Engineering Handbook" fourth edition，edited by Joseph D. Bronzino，Donald R. Peterson[J]. BioMedical Engineering online，https://doi.org/10.1186/s12938–015–0119–0

[77]METOKI N，BAIK S I，ISHEIM D，et al. Atomically resolved calcium phosphate coating on a gold substrate[J]. Nanoscale，2018，10：8451–8458.

[78]ALI P，SAIED N K，MOHAMMAD H F. Effect of Surface Treatment and Metallic Coating on Corrosion Behavior and Biocompatibility of Surgical 316L Stainless Steel Implant[J]. Journal of Materials Science & Technology，2012，28（2）：31–37.

[79]GEANTA V，VOICULESCU I，STEFANOIU R，et al. Stainless Steels with Biocompatible Properties for Medical Devices[J]. Key Engineering Materials，2013，583：9–15.

[80]MICHAEL R，BASE M. Metal Alloys Used for Dental Restorations and Implants[J]. Dental Clinics of North America，2007，51（3）：603–627.

[81]LO K H，SHEK C H，Lai J K L. Recent developments in stainless steels[J]. Materials Science and Engineering，2009，65：39–104.

[82]CHEW K，ZEIN S，AHMAD A. The corrosion scenario in human

body： Stainless steel 316L orthopaedic implants[J]. Natural Science， 2012， 4（3）： 184-188.

[83]ZHOU B， SHI S F， WANG X X. Microstructures and wear resistance of medical CoCrMoC alloys[J]. Rare Metal Materials and Engineering， 2006， 35（1）： 105-109 .

[84]SALDIVAR A J， LOPEZ H G. Roie of aging on the martensitic transformation in a cast cobalt alloy[J]. Scripta Materialia， 2001， 45： 427-433

[85]NIINOMI M. Design and development of metallic biomaterials with biological and mechanical biocompatibility[J]. J. Biomed. Mater. Res. A.， 2019， 107： 944-954.

[86]RENGANATHAN G， TANNERU N， MADURAI S L： Orthopedical and biomedical applications of titanium and zirconium metals[J]. Fundamental Biomaterials： Metals， 2018 （7）： 211-241.

[87]SAINI M， SINGH Y， ARORA P， et al. Implant biomaterials： A comprehensive review[J]. World J. Clin. Cases， 2015， 3 （1）： 52-57.

[88]KANG J， HAN J K， YANG H M， et al. Bioresorbable Vascular Scaffolds- Are We Facing a Time of Crisis or One of Breakthrough?[J]. Circ. J.， 2017， 81： 1065-1074.

[89]IBRAHIM H， KLARNER A D， POORGANJI B， et al. Microstructural， mechanical and corrosion characteristics of heat-treated Mg-1.2Zn-0.5Ca alloy for use as resorbable bone fixation material[J]. J Mech. Behav. Biomed. Mater.， 2017， 69： 203-212.

[90]CHAYA A， YOSHIZAWA S， VERDELIS K， et al. In vivo study of magnesium plate and screw degradation and bone fracture healing[J]. Acta Biomater， 2015， 18： 262-269.

[91]ÖZKUL İ， KURGUN M A， KALAY E， et al. Shape memory alloys phenomena： classification of the shape memory alloys production techniques and application fields[J]. The European Physical Journal Plus， 2019， 134（12）： 585

[92]BALTZER N， THIERRY C. Precious Metals for Biomedical Applica-

tions[M]. Waltham： Elsevier，2014.

　　[93]MIYAZAKI S，KIM H Y，HOSODA H. Development and characterization of Ni-free Ti-base shape memory and superelastic alloys[J]. Materials Science and Engineering： A，2006，438-440： 18-24.

　　[94]LAPTEV A，BRAM M，BUCHKREMER H P，et al. Study of production route for titanium parts combining very high porosity and complex shape[J]. Powder Metallurgy，2013，47（1）： 85-92.

　　[95]GUPTA S，NOUMBISSI S，KUNRATH M F. Nano modified zirconia dental implants： Advances and the frontiers for rapid osseointegration[J]. Medical Devices & Sensors，2020，3（3）： e10076.

　　[96]ARENA A，PRETE F，RAMBALDI E，et al. Nanostructured Zirconia-Based Ceramics and Composites in Dentistry： A State-of-the-Art Review [J]. Nanomaterials（Basel），2019，9（10）： 1393.

　　[97]ACHARYA A. Nanomaterial-Based Biomedical Applications in Molecular Imaging，Diagnostics and Therapy[M]. Berlin： Springer，2020.

　　[98]LIN K，SHEIKH R，ROMANAZZO S，et al. 3D Printing of Bioceramic Scaffolds-Barriers to the Clinical Translation： From Promise to Reality，and Future Perspectives[J]. Materials（Basel），2019，12（17）： 2660.

　　[99]TANG G，LIU Z，LIU Y，et al. Recent Trends in the Development of Bone Regenerative Biomaterials[J]. Front Cell Dev. Biol.，2021，9： 665813.

　　[100]TRUONG L B，MEDINA CRUZ D，MOSTAFAVI E，et al. Advances in 3D-Printed Surface-Modified Ca-Si Bioceramic Structures and Their Potential for Bone Tumor Therapy[J]. Materials（Basel），2021，14（14）： 3844

　　[101]ZAFAR M J，ZHU D，ZHANG Z. 3D Printing of Bioceramics for Bone Tissue Engineering[J]. Materials（Basel），2019，12（20）： 3361.

　　[102]CHEN L，YAN C，ZHENG Z. Functional polymer surfaces for controlling cell behaviors[J]. Materials Today，2018，21（1）： 38-59.

　　[103]DAVIDSON HERNANDEZ E D，REYES-ROMERO J R. Characteristics of polymeric materials used in medicine[J]. Materials for Biomedical Engineering，2019，14： 479-506.

[104]DELAEY J, DUBRUEL P, VAN VLIERBERGHE S. Shape-Memory Polymers for Biomedical Applications[J]. Advanced Functional Materials, 2020, 30 (44): 1909047.

[105]EL MOUMEN A, TARFAOUI M, LAFDI K. Additive manufacturing of polymer composites: Processing and modeling approaches[J]. Composites Part B: Engineering, 2019, 171: 166–182.

[106]GONZÁLEZ–HENRÍQUEZ C M, SARABIA–VALLEJOS M A, RO-DRIGUEZ–HERNANDEZ J. Polymers for additive manufacturing and 4D–print-ing: Materials, methodologies, and biomedical applications[J]. Progress in Polymer Science, 2019, 94: 57–116.

[107]HAGER M D, BODE S, WEBER C, et al. Shape memory polymers: Past, present and future developments[J]. Progress in Polymer Science, 2015, 49–50: 3–33.

[108]JADOUN S, RIAZ U, BUDHIRAJA V. Biodegradable conducting polymeric materials for biomedical applications: a review[J]. Medical Devices & Sensors, 2020, 4 (1): e10141.

[109]JURAK M, WIACEK A E, LADNIAK A, et al. What affects the bio-compatibility of polymers?[J]. Adv. Colloid Interface Sci., 2021, 294: 102451.

[110]KARIDURAGANAVAR M Y, KITTUR A A, KAMBLE R R, et al. Polymer Synthesis and Processing. Natural and Synthetic Biomedical Polymers [M]. Amsterdam: Elsevier Science Inc, 2014.

[111]KIRILLOVA A, YEAZEL T R, ASHEGHALI D, et al. Fabrication of Biomedical Scaffolds Using Biodegradable Polymers[J]. Chem. Rev, 2021, 121 (18): 11238–11304..

[112]LIU Z, JIAO Y, WANG T, et al. Interactions between solubilized polymer molecules and blood components[J]. J Control Release, 2012, 160: 14–24.

[113]MAITZ M F. Applications of synthetic polymers in clinical medicine[J]. Biosurface and Biotribology, 2015, 1: 161–176.

[114]MULHAUPT R. Hermann Staudinger and the origin of macromolecular

chemistry[J]. Angew. Chem. Int. Ed. Engl., 2004, 43: 1054-63.

[115]PUPPI D, CHIELLINI F. Biodegradable Polymers for Biomedical Additive Manufacturing[J]. Applied Materials Today, 2020, 20: 100700.

[116]RAHMATI M, MOZAFARI M. Protein adsorption on polymers[J]. Materials Today Communications, 2018, 17: 527-540.

[117]RATNA D, KARGER-KOCSIS J. Recent advances in shape memory polymers and composites: a review[J]. Journal of Materials Science, 2007, 43: 254-269.

[118]SONG R, MURPHY M, LI C, et al. Current development of biodegradable polymeric materials for biomedical applications[J]. Drug Des. Devel. Ther., 2018, 12: 3117-3145.

[119]TAN L J, ZHU W, ZHOU K. Recent Progress on Polymer Materials for Additive Manufacturing[J]. Advanced Functional Materials, 2020, 30 (43): 2003062.

[120]TANG Z, HE C, TIAN H, et al. Polymeric nanostructured materials for biomedical applications[J]. Progress in Polymer Science, 2016, 60: 86-128.

[121]WANG K, AMIN K, AN Z, et al. Advanced functional polymer materials[J]. Materials Chemistry Frontiers, 2020, 4: 1803-1915.

[122]ZAGHO M M, HUSSEIN E A, ELZATAHRY A A. Recent Overviews in Functional Polymer Composites for Biomedical Applications[J]. Polymers (Basel), 2018, 10 (7): 739.

[123]NEZAKATI T, SEIFALIAN A, TAN A, et al. Conductive Polymers: Opportunities and Challenges in Biomedical Applications[J]. Chem. Rev., 2018, 118: 6766-6843.

[124]BRAGINA V A, ORLOV A V, ZNOYKO S L, et al. Nanobiosensing based on optically selected antibodies and superparamagnetic labels for rapid and highly sensitive quantification of polyvalent hepatitis B surface antigen[J]. Anal Methods, 2021, 13: 2424-2433.

[125]FERNANDES N, RODRIGUES C F, MOREIRA A F, et al. Over-

view of the application of inorganic nanomaterials in cancer photothermal therapy [J]. Biomater. Sci., 2020, 8: 2990-3020.

[126]GEORGE KERRY R, UKHUREBOR K E, KUMARI S, et al.A comprehensive review on the applications of nano-biosensor-based approaches for non-communicable and communicable disease detection[J]. Biomater. Sci., 2021, 9: 3576-3602.

[127]GONZÁLEZ-MUÑOZ M, DÍEZ P, GONZÁLEZ-GONZÁLEZ M, et al. Evaluation Strategies of Nanomaterials Toxicity[M]. Croatia: Intech, 2015.

[128] HONG E J, CHOI D G, SHIM M S.Targeted and effective photodynamic therapy for cancer using functionalized nanomaterials[J]. Acta Pharm. Sin. B, 2016, 6: 297-307.

[129]JIANG W, RUTHERFORD D, VUONG T, et al. Nanomaterials for treating cardiovascular diseases: A review[J]. Bioact. Mater., 2017, 2: 185-198.

[130]KUMAR V, KUKKAR D, HASHEMI B, et al. Advanced Functional Structure-Based Sensing and Imaging Strategies for Cancer Detection: Possibilities, Opportunities, Challenges, and Prospects[J]. Advanced Functional Materials, 2019, 29 (16): 1807859.

[131]LE TREQUESSER Q, SEZNEC H, DELVILLE M-H.Functionalized nanomaterials: their use as contrast agents in bioimaging: mono-and multimodal approaches[J]. Nanotechnology Reviews, 2013, 2: 125-169.

[132]LI M, XI N, WANG Y, et al. Progress in Nanorobotics for Advancing Biomedicine[J]. IEEE Trans. Biomed. Eng., 2021, 68: 130-147.

[133]LIU Y, LI Q, BAI Q, et al. Advances of smart nano-drug delivery systems in osteosarcoma treatment[J]. J. Mater. Chem. B, 2021, 9: 5439-5450.

[134]PADMANABHAN P, KUMAR A, KUMAR S, et al. Nanoparticles in practice for molecular-imaging applications: An overview[J]. Acta Biomater., 2016, 41: 1-16.

[135]PIRZADA M, ALTINTAS Z. Nanomaterials for Healthcare Biosensing Applications[J]. Sensors (Basel), 2019, 19 (23): 5011.

[136]SENGUL A B，ASMATULU E. Toxicity of metal and metal oxide nanoparticles：a review[J]. Environmental Chemistry Letters，2020，18：1659-1683.

[137]SONJU J J，DAHAL A，SINGH S S，et al. Peptide-functionalized liposomes as therapeutic and diagnostic tools for cancer treatment[J]. J Control Release，2021，329：624-644.

[138]TRAN N，TRAN P A. Nanomaterial-based treatments for medical device-associated infections[J]. Chemphyschem，2012，13：2481-94.

[139]WANG H，WU T，LI M，et al. Recent advances in nanomaterials for colorimetric cancer detection[J]. J. Mater. Chem. B，2021，9：921-938.

[140]YUAN H，LIANG H，HOU P，et al. Advanced Nanomaterials for Multimodal Molecular Imaging[J]. Chemical Research in Chinese Universities，2021，37：840-845.

[141]ZHAO Y，CHEN L，WANG Y，et al. Nanomaterial-based strategies in antimicrobial applications：Progress and perspectives[J]. Nano Research，2021，14：4417-4441.

[142]ZHENG Y，HONG X，WANG J，et al. 2D Nanomaterials for Tissue Engineering and Regenerative Nanomedicines：Recent Advances and Future Challenges[J]. Adv. Health Mater.，2021，10：e2001743.

[143]ZOU M Z，LIU W L，CHEN H S，et al. Advances in nanomaterials for treatment of hypoxic tumor[J]. National Science Review，2020，8（2）：134-150.

[144]DONG Z，XUE X，LIANG H，et al. DNA Nanomachines for Identifying Cancer Biomarkers in Body Fluids and Cells[J]. Anal. Chem.，2021，93：1855-1865.

[145]ÇOLAK Ş. Materials CaJaS.EMR/ESR/EPR Spectroscopy for Characterization of Nanomaterials[J]. Advanced Structured Materials，2016，62：151-179.

[146]CAPCO D G，CHEN Y J A I E M. Impacts on Cell Biology and Medicine[J]. Biology Nanomaterial，2014，811：235-254.

[147]FARAJI DIZAJI B，KHOSHBAKHT S，FARBOUDI A，et al. Far-reaching advances in the role of carbon nanotubes in cancer therapy[J]. Life Sci.，2020，257： 118059.

[148]YE G，BAO F，ZHANG X，et al. Nanomaterial-based scaffolds for bone tissue engineering and regeneration[J]. Nanomedicine，2020，15（2）： 1995-2018.

[149]LI M，XI N，WANG Y，et al. Progress in Nanorobotics for Advancing Biomedicine[J]. IEEE Transactions on Biomedical Engineering,2020，68(1)： 130-147.

[150]BAYFORD R，RADEMACHER T，ROITT I，et al. Emerging applications of nanotechnology for diagnosis and therapy of disease： a review[J]. Physiol. Meas.，2017，38： R183-R203.